Antibiotika-Forschung: Probleme und Perspektiven
Stellungnahme

Abhandlungen der Akademie der Wissenschaften in Hamburg

Band 2

DE GRUYTER

Antibiotika-Forschung: Probleme und Perspektiven

―

Stellungnahme

Akademie der Wissenschaften in Hamburg

Deutsche Akademie der Naturforscher Leopoldina
– Nationale Akademie der Wissenschaften –

DE GRUYTER

Die Akademie der Wissenschaften in Hamburg ist Mitglied in der

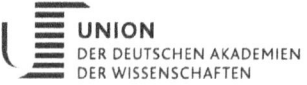

Die Leopoldina wurde 1652 gegründet und versammelt mit etwa 1500 Mitgliedern hervorragende Wissenschaftlerinnen und Wissenschaftler aus rund 30 Ländern. Sie ist der freien Wissenschaft zum Wohle der Menschen und der Gestaltung der Zukunft verpflichtet. Als Nationale Akademie Deutschlands vertritt die Leopoldina die deutsche Wissenschaft in internationalen Gremien und nimmt zu wissenschaftlichen Grundlagen politischer und gesellschaftlicher Fragen unabhängig Stellung. Hierzu erarbeitet sie unabhängige Expertisen von nationaler und internationaler Bedeutung. Die Leopoldina fördert die wissenschaftliche und öffentliche Diskussion, sie unterstützt wissenschaftlichen Nachwuchs, verleiht Auszeichnungen, führt Forschungsprojekte durch und setzt sich für die Wahrung der Menschenrechte verfolgter Wissenschaftler ein.

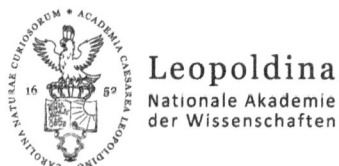

ISBN 978-3-11-030667-5
e-ISBN 978-3-11-030689-7

Library of Congress Cataloging-in-Publication Data
A CIP catalog record for this book has been applied for at the Library of Congress.

Bibliografische Information der Deutschen Nationalbibliothek
Die Deutsche Nationalbibliothek verzeichnet diese Publikation in der Deutschen Nationalbibliografie; detaillierte bibliografische Daten sind im Internet über http://dnb.d-nb.de abrufbar

© 2013 Walter de Gruyter GmbH, Berlin/Boston
Umschlaggestaltung: Hubert Eckl KommunikationsDesign
Satz: Werksatz Schmidt & Schulz GmbH, Gräfenhainichen
Druck: Hubert & Co. GmbH & Co. KG, Göttingen
♾ Gedruckt auf säurefreiem Papier
Printed in Germany

www.degruyter.com

Vorwort

„Warum brauchen wir neue Antibiotika (und bekommen keine)?", dieser Titel eines gemeinsamen Symposiums der Arbeitsgruppe „Infektionsforschung und Gesellschaft" der Akademie der Wissenschaften in Hamburg und der Nationalen Akademie der Wissenschaften Leopoldina im Februar 2011 bringt die Problematik auf den Punkt. Einer steigenden Zahl von Infektionen durch Antibiotika-resistente Bakterien stehen immer weniger neue Antibiotika gegenüber.

Mit der Stellungnahme „Antibiotika-Forschung: Probleme und Perspektiven" greifen die Akademie der Wissenschaften in Hamburg und die Nationale Akademie der Wissenschaften Leopoldina dieses sowohl human- als auch tiermedizinisch und gesellschaftlich relevante Thema auf. Was kann die Forschung zukünftig beitragen, um die Resistenz-Problematik und das Fehlen neuer Antibiotika in den Griff zu bekommen? Welche regulatorischen und finanziellen Rahmenbedingungen sind erforderlich, damit Forschungsergebnisse schneller und breiter in die Anwendung kommen? Diese Fragen stehen im Zentrum der vorliegenden Stellungnahme.

Ihre Autoren beantworten sie mit einer Reihe von Vorschlägen. Sie regen auch Maßnahmen an, um den Herausforderungen zunehmender Antibiotika-Resistenzen wirkungsvoll begegnen zu können. Im Mittelpunkt stehen Aspekte der Forschung, doch werden auch gesellschaftliche und juristische Probleme benannt.

Prof. Dr. Heimo Reinitzer	Prof. Dr. Ansgar Lohse	Prof. Dr. Jörg Hacker
Präsident der Akademie der Wissenschaften in Hamburg	Sprecher der Arbeitsgruppe „Infektionsforschung und Gesellschaft"	Präsident der Nationalen Akademie der Wissenschaften Leopoldina

Inhalt

Zusammenfassung — 1

Summary — 4

1 Einleitung — 7

2 Antibiotika-Resistenzen und -entwicklung – Status Quo — 11
2.1 Mehrfachresistente Erreger – Datengrundlage — 11
2.2 Resistenzentwicklungen bei ausgewählten mehrfachresistenten Erregern — 12
2.3 Antibiotika-Verbrauch und Resistenzentwicklung — 18
2.4 Auswirkungen von Antibiotika-Resistenzen — 19
2.4.1 ... auf die Gesellschaft — 19
2.4.2 ... auf die medizinische Versorgung — 20
2.5 Zulassungen und Neuentwicklungen von Antibiotika — 21
2.5.1 Zulassungen in Europa und den USA — 22
2.5.2 Stand der Entwicklung neuer Antibiotika — 23
2.6 Strategien und Initiativen zum rationalen Umgang mit Antibiotika-Resistenzen — 25
2.6.1 Strategien auf internationaler Ebene — 26
2.6.2 Deutsche Antibiotika-Resistenzstrategie: Ein erster Schritt zur Reduzierung der Antibiotika-Resistenz-Entwicklung — 26
2.6.3 Surveillance — 28

3 Antibiotika-Resistenzen in der Tierhaltung und im Pflanzenschutz — 31
3.1 Tierhaltung — 31
3.2 Pflanzenschutz — 32

4 Forschungsstrukturen — 33

5 Forschungsagenda — 37
5.1 Genomforschung — 37
5.2 Synthetische Biologie — 38
5.3 Identifikation und Weiterentwicklung von Wirkstoffen und Targets — 39
5.3.1 Naturstoffforschung — 39
5.3.2 Screeningverfahren — 39
5.3.3 Chemische Synthese und Strukturbiologie — 42
5.4 Andere antibiotische Agenzien — 42

5.5	Molekulare Umweltmikrobiologie — 43
5.6	Ökologische Aspekte der Antibiotika-Resistenzentwicklung und der Wirtsflora — 44
5.7	In-vitro-Empfindlichkeit versus In-vivo-Wirksamkeit — 46
5.8	Nebenwirkungen von Antibiotika: Wirkung auf das Immunsystem und auf die Erregervirulenz — 47
5.9	Hemmung von Virulenzfaktoren — 48
5.10	Sozio-ökonomische Forschung — 49

6 Voraussetzungen für die Entwicklung und Anwendung neuer Antibiotika — 51

6.1	Anreize für die Erforschung und Entwicklung von Antibiotika — 51
6.2	Klinische Forschung — 52
6.3	Zulassungsprozesse — 53

7 Empfehlungen — 55

Empfehlung 1: Stärkung der Grundlagenforschung — 55
Empfehlung 2: Verbesserung der strukturellen Voraussetzungen für Innovationen — 55
Empfehlung 3: Erleichterungen für die klinische Forschung — 56
Empfehlung 4: Weiterentwicklung der regulatorischen Rahmenbedingungen — 57
Empfehlung 5: Einschränkung des Einsatzes von Antibiotika in der Tiermedizin und im Pflanzenschutz — 57
Empfehlung 6: Konsequente Durchführung einer Surveillance, Antibiotika-Verbrauchserfassung und -reduktion, Förderung der Aus- und Weiterbildung — 58
Empfehlung 7: Stärkung der sozio-ökonomischen Forschung — 59
Empfehlung 8: Einrichtung eines Runden Tisches zu Antibiotika-Resistenzen und neuen Antibiotika — 59

8 Abkürzungsverzeichnis — 61

9 Referenzen — 63

10 Methoden — 69

10.1	Mitwirkende in der Arbeitsgruppe — 69
10.2	Gutachter — 70
10.3	Vorgehensweise — 70

11	**Anhang — 73**
11.1	Antibiotika-Klassen und ihre wichtigsten Vertreter — 73
11.2	Von EASAC empfohlene Optionen für die Anregung von Innovationen — 75
11.3	Programm des Workshops „Warum brauchen wir neue Antibiotika (und bekommen keine)?" — 76

Zusammenfassung

Antibiotika haben sich seit der Einführung von Penicillin in den 1940er Jahren zu einem der Grundpfeiler der modernen Medizin entwickelt. Sie sind die Grundlage der Behandlung bakterieller Infektionen bei Menschen und Tieren. Allerdings wird die erfolgreiche Behandlung bakterieller Infektionen aufgrund zweier Entwicklungen immer schwieriger. Zum einen gibt es in den vergangenen Jahren immer mehr Antibiotika-resistente Infektionserreger, sowohl in der Human- als auch in der Veterinärmedizin. Zum anderen hat die Zahl der Neuentwicklungen von Antibiotika seit den 1970er Jahren kontinuierlich abgenommen.

Das weltweite Auftreten von Antibiotika-Resistenzen gehört nach Einschätzung der WHO zu den größten Gefahren für die menschliche Gesundheit. Die Probleme der Antibiotika-Resistenzen und der fehlenden Antibiotika lässt sich nach Meinung von Fachleuten nur lösen oder zumindest verringern, wenn Wissenschaft, Politik, Gesellschaft und Wirtschaft national und international miteinander agieren und vielfältige, aufeinander abgestimmte Ansätze verfolgen. Die Suche nach neuen Wirkstoffen und Angriffspunkten (Targets) kann nur erfolgreich sein, wenn auch die Ursachen und Mechanismen von Antibiotika-Resistenzen weiterhin erforscht werden und wenn die Maßnahmen zu einem verantwortungsvolleren Gebrauch von Antibiotika greifen.

Um die Ausbreitung von Resistenzen zu verringern und neue Antibiotika zu entwickeln, sind einerseits stärkere Forschungsanstrengungen und andererseits Rahmenbedingungen erforderlich, die eine effektive Umsetzung wissenschaftlicher Erkenntnisse in die Praxis ermöglichen. Ansatzpunkte dazu liefert die vorliegende Stellungnahme der Akademie der Wissenschaften in Hamburg und der Nationalen Akademie der Wissenschaften Leopoldina, deren Ausgangspunkt ein gemeinsamer Workshop am 25. und 26. Februar 2011 mit dem Thema „Warum brauchen wir neue Antibiotika (und bekommen keine)?" war.

Die Empfehlungen unterstreichen unter anderem die Bedeutung und das Potenzial innovativer Techniken zur Erforschung von Antibiotika-Resistenzen und von neuen Wirkstoffen. Noch stärker als bisher sollten klinische Studien und translationale Ansätze verfolgt werden und die Voraussetzungen für ihre Durchführung und Finanzierung verbessert werden. Der mit der Deutschen Antibiotika-Resistenzstrategie (DART) eingeschlagene Weg sollte weiter verfolgt werden. Angesichts der Dringlichkeit der Resistenz-Problematik sollten Zulassungsbedingungen für neue Wirkstoffe überdacht werden. Nicht zuletzt sollten sozio-ökonomische Aspekte integraler Bestandteil der Forschung sein.

Kernsätze der Empfehlungen:

1. **Stärkung der Grundlagenforschung:** Eine breit angelegte Grundlagenforschung zur Entstehung, Verbreitung und Verhinderung von Resistenzbildung sowie zur Entwicklung neuer Antibiotika ist unabdingbar.
2. **Verbesserung der strukturellen Voraussetzungen für Innovationen:** Besondere Bedeutung kommt der Entwicklung einer stabilen Produkt-„Pipeline" zu. Eine dafür notwendige Voraussetzung ist der Erhalt und Ausbau der Infrastruktur zur Erforschung und Entwicklung neuer Antibiotika. Ferner ist es wichtig, Kooperationen zwischen Industrie und akademischer Forschung zu erleichtern und zu stärken, um Ressourcen der Grundlagenforschung effizienter mit den vielfältigen Anforderungen der pharmazeutischen Produktentwicklung zu verknüpfen. Unabdingbar ist auch die weitere internationale Koordination von Maßnahmen zwischen Regierungen und der Industrie.
3. **Erleichterungen für die klinische Forschung:** Klinische Studien zur Dauer effektiver Antibiotika-Therapien, zum Nutzen unterschiedlicher Therapieregime und zum Einfluss auf die Resistenzentstehung sollten verstärkt durchgeführt und finanziell unterstützt werden.
4. **Weiterentwicklung der regulatorischen Rahmenbedingungen:** Der Überlegenheitsnachweis bei neuen Antibiotika gegenüber zurzeit verfügbaren Substanzen ist aufgrund der Resistenzentwicklungen ein zu hohes Therapieziel. Stattdessen sollten mehrere Substanzen mit ähnlicher Wirksamkeit zur Verfügung stehen. Als Therapieziel für die Genehmigung insbesondere neuer Therapieprinzipien und neuer Substanzklassen sollte zukünftig ein Wirksamkeitsnachweis ausreichen.
5. **Einschränkung des Einsatzes von Antibiotika in der Tiermedizin und im Pflanzenschutz:** Antibiotika sollten möglichst nur nach klinischer Diagnose und basierend auf den Ergebnissen von Resistenztests zielgerichtet eingesetzt werden.
6. **Konsequente Durchführung einer Surveillance, Antibiotika-Verbrauchserfassung und -reduktion, Förderung der Aus- und Weiterbildung:** Regelmäßig sollte eine Surveillance von Resistenzraten wichtiger Erreger auf allen Ebenen erfolgen: lokal bis weltweit und bereichsübergreifend in Klinik, Ambulanz und Tierzucht. Die Erhebungsdaten sollten jährlich veröffentlicht werden.
7. **Stärkung der sozio-ökonomischen Forschung:** Die sozio-ökonomischen, rechtlichen und ethischen Rahmenbedingungen für die Entwicklung neuer Antibiotika sollten stärker erforscht, Hemmnisse identifiziert und Lösungswege aufgezeigt werden. Maßnahmen sollten verstärkt vorausschauend und rückblickend evaluiert werden.
8. **Einrichtung eines Runden Tisches zu Antibiotika-Resistenzen und neuen Antibiotika:** Die Akademien empfehlen, einen Runden Tisch zu Antibiotika-Resistenzen und neuen Antibiotika unter dem Dach der Akademien der Wissenschaften unter Beteiligung des Deutschen Zentrums für Infektionsforschung (DZIF) zu etablieren.

Zusätzlich legen die Akademien mit dieser Stellungnahme eine Forschungsagenda vor. Forschungsaktivitäten sollten ein breites Portfolio an Themen und Methoden abdecken, um der Problematik der Antibiotika-Resistenz von verschiedenen Seiten zu begegnen und die Suche nach neuen Wirkstoffen möglichst weit anzugehen. Der Forschungsbedarf wird in der Stellungnahme jeweils ausführlich behandelt.

Schwerpunktbereiche der Forschungsagenda
- Identifizierung neuer Targets mittels funktioneller Genomforschung und metagenomischer Ansätze
- Entwicklung neuer und effektiverer Screeningmethoden und Aufbau leistungsfähiger Substanzbibliotheken
- Isolierung und Züchtung von Mikroben, u. a. aus Umwelthabitaten als Quelle neuer Wirkstoffe
- Analyse zur Bedeutung des Wirtsmikrobioms (Metagenom) bei der Entstehung und Weitergabe von Resistenzen
- Aufklärung der klinischen und molekularen Mechanismen der Resistenz in vivo

Summary

Since the introduction of penicillin in the 1940s, antibiotics have become one of the cornerstones of modern medicine. They are the foundation for the treatment of bacterial infections in humans as well as animals. However, two developments are making it more and more difficult to treat bacterial infections successfully. On the one hand, in recent years there has been an increasing number of antibiotic-resistant pathogens, both in human medicine as well as veterinary medicine. On the other hand, the number of new antibiotics developed since the 1970s has steadily decreased.

According to WHO estimates, the worldwide prevalence of antibiotic-resistances is one of the greatest dangers to human health. According to the experts, the problems related to antibiotic resistances and the lack of antibiotics can only be solved or, at least, alleviated if scientists, politicians, society as a whole and business work together nationally and internationally pursuing diverse, coordinated approaches. The search for new active agents and targets can only succeed if research continues on the causes and mechanisms of antibiotic resistances and if measures for the responsible use of antibiotics are effective.

To reduce the spread of resistances and to develop new antibiotics, firstly more research must be carried out and, secondly, framework conditions are necessary which will allow research discoveries to be implemented effectively. Some starting points are provided in this statement by the Academy of Sciences in Hamburg and the German National Academy of Sciences Leopoldina, the basis for which was the joint workshop "Why do we need new antibiotics (and don't get them)?" held on February 25th and 26th 2011.

Amongst other things, the recommendations emphasise the importance and the potential of innovative technologies for researching antibiotic resistances and of new active agents. Clinical studies and translational approaches should be pursued more intensively and the prerequisites for their execution and financing must be improved. The path adopted by the German Antibiotic Resistance Strategy DART should continue to be pursued. In view of the urgency of the resistance problem, a rethinking of the certification conditions for new active agents is needed. Last but not least, socio-economic aspects should form an integral part of the research.

Key elements of the recommendations
1. **Increased basic research**: A broad range of basic research on the origin, spread and prevention of resistance as well as on the development of new antibiotics is indispensable.
2. **Improvement of the structural conditions for innovations**: Of particular importance is the development of a stable product pipeline. One necessary condition is the maintenance and expansion of infrastructure for the research and development of new antibiotics. In addition, it is vital to facilitate and strengthen cooperation between industry and academic research in order to more effectively link basic research resources with the diverse requirements of pharmaceutical product development. It is also essential to continue the international coordination of measures between governments and industry.
3. **Facilitation for clinical research**: Clinical studies on the duration of effective antibiotic therapies, on the use of different therapy regimes and the effect on the development of resistances should be increased and funded.
4. **Further development of regulatory framework conditions**: Due to the development of resistances, the proof of superiority of new antibiotics versus currently available substances is too high a treatment aim. Instead, multiple substances with a similar efficacy should be available. In future, a certificate of efficacy should be sufficient as the treatment aim for approval of new therapy principles and new substance classes in particular.
5. **Restriction of antibiotics use in veterinary medicine and plant protection**: Antibiotics should, if possible, only be allowed for targeted use after clinical diagnosis and based on the results of resistance tests.
6. **Consistent implementation of surveillance and antibiotics consumption records and reduction as well as promotion of education and training**: Regular surveillance of the resistance rates of important pathogens should be carried out on all levels: locally to globally and across the hospital, outpatient and animal husbandry sectors. The data should be published annually.
7. **Increased socio-economic research**: The socio-economic, legal and ethical framework conditions for the development of new antibiotics should be investigated more, hindrances should be identified and solutions found. Measures should be evaluated more on a forward-looking as well as a retrospective basis.
8. **Establishment of a round table to discuss antibiotic resistances and new antibiotics**: The academies recommend establishing a round table to discuss antibiotics resistances and new antibiotics under the umbrella of the Academies of Sciences with the participation of the German Centre for Infection Research DZIF.

In addition, the academies also propose a research agenda. Research activities should cover a wide range of topics and methods in order to approach the problems of antibiotics resistances from various sides and to allow the widest possible approach to the search for new active agents. The opinion piece also addresses in detail the various research requirements.

Areas of focus of the research agenda
- Identification of new targets through functional genome research and metagenomic approaches
- Development of new and more effective screening methods and the creation of efficient substance libraries
- Isolation and culture of microbes from environmental habitats, amongst other things, as a source of new active agents
- Analysis of the significance of the host-microbiome (metagenome) in the development and transmission of resistances
- Elucidate the clinical and molecular mechanisms of resistance in vivo

1 Einleitung

Antibiotika haben sich seit der Einführung von Penicillin in den 1940er Jahren zu einem der Grundpfeiler der modernen Medizin entwickelt. Sie sind die Grundlage der Behandlung bakterieller Infektionen bei Menschen und Tieren. Ohne Antibiotika wären viele der heute weit verbreiteten Therapien und medizinischen Eingriffe – wie Chemotherapien, Organtransplantationen, Gelenkoperationen oder die Versorgung von Frühgeborenen – nicht möglich.[1] Im Laufe des Lebens eines Menschen oder Tieres gibt es zahlreiche Situationen, in denen eine Behandlung mit Antibiotika lebensrettend sein kann.

Allerdings wird die erfolgreiche Behandlung bakterieller Infektionen aufgrund zweier Entwicklungen immer schwieriger. Zum einen gibt es in den vergangenen Jahren immer mehr Antibiotika-resistente Infektionserreger, sowohl in der Human- als auch in der Veterinärmedizin. Zum anderen hat die Zahl der Neuentwicklungen von Antibiotika seit den 1970er Jahren abgenommen. Insbesondere fehlen genügend Antibiotika gegen multiresistente gramnegative Erreger schon jetzt im klinischen Alltag. Es ist zu befürchten, dass dieser Mangel in den nächsten Jahren immer problematischer wird.

Das weltweite Auftreten von Antibiotika-Resistenzen gehört nach Einschätzung der Weltgesundheitsorganisation (WHO) zu den größten Gefahren für die menschliche Gesundheit. Schätzungen gehen von jährlich rund 25.000 Patienten aus, die an den Folgen einer Infektion durch Antibiotika-resistente Bakterien sterben. Es besteht die Befürchtung, dass das Fehlen effektiver Antibiotika weitere Fortschritte in vielen Bereichen der Medizin ernsthaft gefährdet – z. B. in der Intensivmedizin, Transplantationsmedizin, Onkologie und Chirurgie.

---

[1] White AR (2011).

Box 1: Antibiotika-Resistenzen und ihre Ursachen

Antibiotika sind Substanzen, die das Wachstum von Bakterien hemmen, indem sie lebenswichtige Stoffwechselwege oder die Synthese von Makromolekülen blockieren. Die Mehrzahl der antibakteriellen Wirkstoffe greift in nur wenige zelluläre Funktionen ein: die Zellwandsynthese, die Proteinsynthese, die RNA-Replikation, die RNA-Synthese oder die Membranintegrität (Abbildung 1). Aufgrund genetischer, struktureller und metabolischer Besonderheiten einzelner Bakterienfamilien gibt es kein omnipotentes antibakterielles Wirkprinzip.

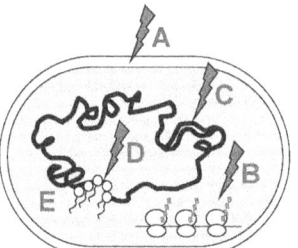

A - Zellwand
B - Proteinsynthese
C - DNA-Replikation
D - RNA-Synthese
E - Stoffwechsel

Quelle: verändert nach
Hacker J & Heesemann J (2002).

Abbildung 1: Angriffspunkte für Antibiotika

Antibiotika werden von Bodenmikroorganismen und von Mikroben anderer Habitate gebildet. Sie spielen eine Rolle bei der Ausprägung von Ökosystemen. Viele Antibiotika-spezifische Gencluster liegen in enger Nachbarschaft zu Genbereichen, die Resistenzen kodieren. Sowohl die Gene für Antibiotika-Produktion als auch die Resistenz-spezifischen Gene werden häufig durch horizontalen Gentransfer innerhalb bakterieller Arten, aber auch über Artgrenzen hinaus, übertragen.

Wie häufig und wie schnell Resistenzen selektiert werden, variiert stark zwischen den verschiedenen Bakterienspezies. Einige Arten, die bereits von Beginn an mit einer sogenannten intrinsischen Resistenz gegenüber vielen Antibiotika ausgestattet sind, erwerben auch sehr leicht neue Resistenzgene. Dadurch entstehen mehrfachresistente Erreger, wie sie bei Staphylokokken oder Pseudomonaden vermehrt beschrieben werden.[2] Diese Erreger sind schwierig zu behandeln. Die Resistenzfaktoren, die Bakterien unempfindlich gegenüber einer ganzen Klasse von Antibiotika oder sogar gegen mehrere Klassen von Antibiotika (Kreuzresistenz) werden lassen, sind meist auf mobilen genetischen Elementen angesiedelt. Mehrere solcher Resistenzfaktoren können genetisch miteinander verbunden sein und werden dann auch gemeinsam übertragen.

Bakterien werden auch durch Mutationen gegen Antibiotika unempfindlich. Mutationen verändern meist die Gene für die Angriffspunkte von Antibiotika, sodass diese nicht mehr an ihr Zielmolekül andocken können. Ferner sind Enzyme der Bakterien in der Lage, das Antibiotikum chemisch zu inaktivieren. Darüber hinaus können Bakterien den Transport in die Zelle unterdrücken oder das Antibiotikum aktiv aus dem Zellinneren transportieren. Insbesondere multiresistente Erreger nutzen mehrere dieser Mechanismen.

Die Selektion von Antibiotika-Resistenzen und die Ausbreitung Antibiotika-resistenter Erreger ist ein dynamischer Prozess. Neben längerfristigen Trends treten immer wieder auch akute Ereignisse ein, indem neue resistente Varianten auftauchen (Abbildung 2).

---

2 Livermore DM (2003).

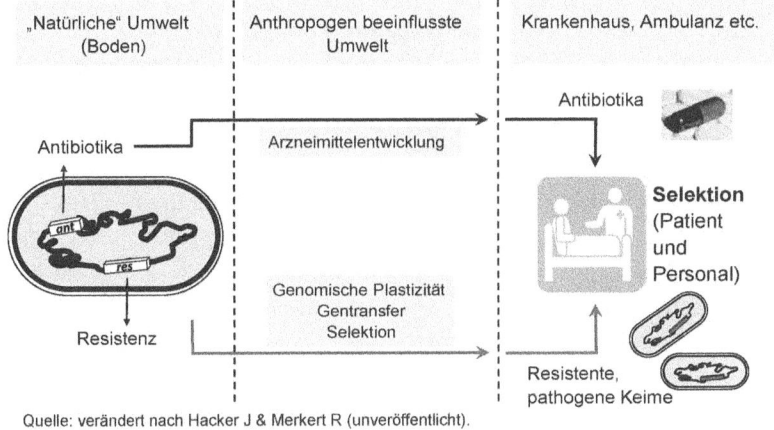

Abbildung 2: Ausbreitung von Antibiotika-Resistenzen

Die offensichtliche Diskrepanz zwischen der Zunahme von Infektionen durch mehrfach Antibiotika-resistente Bakterien einerseits und dem Rückgang der Entwicklung neuer Antibiotika andererseits birgt die Gefahr eines Rückfalls in die präantibiotische Ära. Dies hätte dramatische Konsequenzen für die Behandlung von Infektionskrankheiten, die alle Bereiche der Gesellschaft beträfen.

Trotz vielfältiger Strategien und Aktivitäten auf nationaler und internationaler Ebene, die Ausbreitung Antibiotika-resistenter Bakterien einzudämmen, ist eine Entspannung der Situation nicht erkennbar. Kritisch ist die Situation nicht nur bei Bakterien, sondern sie ist paradigmatisch für andere Mikroben, wie Pilze, Viren und Parasiten.

Das Problem der Antibiotika-Resistenzen und der fehlenden Antibiotika lässt sich nur lösen oder zumindest verringern, wenn Wissenschaft, Politik, Gesellschaft und Wirtschaft national und international miteinander agieren und vielfältige, aufeinander abgestimmte Ansätze verfolgen. Besonderes Augenmerk sollte dabei der Forschung und Entwicklung gelten. Die Suche nach neuen Wirkstoffen und Angriffspunkten (Targets) kann dabei nur effektiv sein, wenn auch die Ursachen und Mechanismen von Antibiotika-Resistenzen weiterhin erforscht werden und wenn die Maßnahmen zu einem verantwortungsvolleren Gebrauch von Antibiotika greifen, die in den bereits vorliegenden Aktionsplänen definiert wurden. Angesichts dieser Problematik hat die Arbeitsgruppe „Infektionsforschung und Gesellschaft" der Akademie der Wissenschaften in Hamburg das Thema Antibiotika-Resistenz aufgegriffen und gemeinsam mit der Nationalen Akademie der Wissenschaften Leopoldina am 25. und 26. Februar 2011 einen Workshop mit dem Thema „Warum brauchen wir neue Antibiotika (und bekommen keine)?" veranstaltet.

Mit der vorliegenden Stellungnahme bekräftigen die Akademien die Dringlichkeit, das Problem wachsender Antibiotika-Resistenzen bei gleichzeitig abnehmender Verfügbarkeit wirksamer Antibiotika weiterhin aktiv anzugehen. Die Akademien machen Vorschläge für eine Forschungsagenda und geben dem Gesetzgeber Empfehlungen für die Umsetzung effektiver Lösungsstrategien an die Hand. Darüber hinaus soll die Öffentlichkeit über die Problematik der Antibiotika-Resistenzen informiert werden.

Dabei knüpft die vorliegende Stellungnahme an Aussagen und Empfehlungen nationaler und internationaler Gremien und Organisationen an – wie der *European Academies' Science Advisory Council* (EASAC)[3], die Deutsche Antibiotika-Resistenz-Strategie (DART)[4] oder das *European Centre for Disease Prevention and Control* (ECDC)[5].

---

3 EASAC (2005, 2006, 2007).
4 http://www.bmg.bund.de/praevention/krankenhausinfektionen/antibiotikaresistenzstrategie.html (abgerufen am: 13. April 2012).
5 ECDC/EMEA (2009).

2 Antibiotika-Resistenzen und -entwicklung – Status Quo

2.1 Mehrfachresistente Erreger – Datengrundlage

In Deutschland und im gesamten Europa wurde im vergangenen Jahrzehnt in verschiedenen Berichten eine wachsende Unempfindlichkeit vieler wichtiger Erreger (s. Tabelle 1) gegen mehrere Antibiotika oder Antibiotika-Klassen (s. Anhang 11.1) dokumentiert.[6] Seit 2007 ist z. B. eine Zunahme von Infektionen durch mehrfachresistente gramnegative Erreger (v. a. Drittgeneration-Cephalosporin-resistente *Escherichia coli* und *Klebsiella pneumoniae* sowie Carbapenem-resistente *Pseudomonas aeruginosa*) zu verzeichnen. Die Resistenz-Situation variiert in Europa jedoch stark abhängig vom Erregertyp, von der antimikrobiellen Substanz und von der geographischen Region.

Bakterien	Resistenz
Grampositive Erreger	
Staphylococcus aureus	MRSA = Methicillin-resistenter *Staphylococcus aureus*
Staphylococcus epidermidis	MRSE = Methicillin-resistenter *Staphylococcus epidermidis*
	GISE = Glycopeptid-intermediärer *Staphylococcus epidermidis*
Enterococcus faecium und *Enterococcus faecalis*	VRE = Vancomycin-resistenter *Enterococcus*
Streptococcus pneumoniae	PNSP = Penicillin-resistenter *Streptococcus pneumoniae*
Mycobacterium tuberculosis	MDR-TB = multi-resistentes *Mycobacterium tuberculosis*
	XDR-TB = extremes arzneimittelresistentes *Mycobacterium tuberculosis*
Gramnegative Erreger	
Escherichia coli	ESBL = Stämme, die „*Extended Spectrum Beta-Lactamases*" produzieren, Resistenzen gegen Cephalosporine der 3. Generation und Carbapeneme
Klebsiella spp.	ESBL-produzierende Stämme, Resistenzen gegen Cephalosporine der 3. Generation und Carbapeneme
Pseudomonas aeruginosa	ESBL-produzierende Stämme, Carbapenem-Resistenz
Enterobacter spp.	ESBL-produzierende Stämme
Acinetobacter spp.	ESBL-produzierende Stämme (Carbapenemasen)

Tabelle 1: Die häufigsten mehrfachresistenten Erreger.

---

[6] BVL et al (2011); ECDC (2011) und EARS-Net http://www.ecdc.europa.eu/en/activities/surveillance/EARS-Net (abgerufen am: 27. April 2012).

Obwohl das Problem der globalen Ausbreitung Antibiotika-resistenter Bakterien seit vielen Jahren bekannt ist, sind die Analysen des Ausmaßes und die Kenntnis der Konsequenzen für verschiedene Bereiche eher lückenhaft. In der Öffentlichkeit wird das Thema in den letzten Jahren eher punktuell, hauptsächlich im Zusammenhang mit Häufungen von Erkrankungsfällen in Kliniken, wahrgenommen.

Daten zu Resistenzen liegen sowohl für Deutschland[7] als auch auf EU-Ebene[8] vor. Die Daten basieren im Wesentlichen auf Isolaten aus Blutkulturen, welche als Indikator der generellen Antibiotika-Resistenz eines Erregers gelten. Dabei werden einzelne Resistenzen als Marker für die Mehrfachresistenz eines krankheitserregenden (pathogenen) Bakteriums verwendet. Die vorliegenden Daten scheinen das eigentliche Problem jedoch nicht ausreichend widerzuspiegeln, auch weil nicht alle Institutionen ihre Daten veröffentlichen.[9, 10] Zudem schätzen Experten die wissenschaftliche Grundlage derzeit als verbesserungswürdig ein.

Insbesondere die sogenannten ESKAPE-Erreger – *Enterococcus faecium*, *Staphylococcus aureus*, *Klebsiella pneumoniae*, *Acinetobacter baumannii*, *Pseudomonas aeruginosa* und die Enterobacter-Spezies zusammen mit *Escherichia coli* und *Staphylococcus epidermidis* – gelten als hauptsächliche Problemkeime im Krankenhaus. Der Erreger *Mycobacterium tuberculosis* ist weltweit eine der wichtigsten Ursachen von Krankheit und Tod.

2.2 Resistenzentwicklungen bei ausgewählten mehrfachresistenten Erregern

Methicillin-resistenter *Staphylococcus aureus* (MRSA)

MRSA ist derzeit die wichtigste Ursache für Antibiotika-resistente Infektionen weltweit. In der Europäischen Union war *Staphylococcus aureus* im Jahr 2011 das am häufigsten vorkommende mehrfachresistente Bakterium (MRSA). Infektionen mit MRSA führen wegen auftretender Komplikationen zu längeren Krankenhausaufenthalten und verursachen erhebliche Kosten.

---

7 BVL et al (2011).
8 http://www.ecdc.europa.eu/en/activities/surveillance/EARS-Net (abgerufen am: 20. November 2011) und ECDC (2011).
9 Fears R et al (2011).
10 Auf das Monitoring von Resistenzen wird gesondert in Kapitel 2.6.3 eingegangen.

Die Häufigkeit von MRSA als prozentualer Anteil von *Staphylococcus aureus* (*S. aureus*) stieg in Deutschland zwischen 1990 und 2005 stetig an und erreichte 2005 mit 22 Prozent den höchsten Wert.[11] Seitdem ist die MRSA-Rate leicht rückläufig und liegt bei ca. 20 Prozent der untersuchten Blutkulturen.

MRSA-Raten sind in den EU-Ländern sehr unterschiedlich.[12] Zum Beispiel beträgt der Anteil von MRSA an *S. aureus* 2010 in Dänemark und den Niederlanden 1 Prozent, in Ländern wie Portugal über 53 Prozent. Auch in anderen Ländern der EU ist der MRSA-Anteil auf einem hohen Niveau (Frankreich 22 Prozent, Großbritannien 22 Prozent, Spanien 25 Prozent).[13]

Mit gezielten hygienebasierten langfristigen Kontroll- und Präventionsprogrammen lässt sich die MRSA-Häufigkeit effektiv reduzieren. So konnte im Zeitraum zwischen 1993 und 2007 die MRSA-Häufigkeit in Frankreich von 39 Prozent auf 21 Prozent reduziert werden.[14]

Vancomycin-intermediärer und Vancomycin-resistenter *Staphylococcus aureus* (VISA/VRSA)

Der Anteil von *S. aureus* mit intermediärer Resistenz gegenüber Vancomycin ist in Europa generell sehr gering, er beträgt weniger als 0,1 Prozent aller *S. aureus*-Isolate.[15] Vollständig gegen Vancomycin resistente *S. aureus*-Erreger wurden bislang in vivo nicht gefunden. Erreger sind häufig in ihrer Virulenz reduziert. Trotz der geringen Zahlen ist zu befürchten, dass die Resistenz gegenüber Vancomycin zunehmen wird und dass auch virulente Stämme entstehen.

Methicillin-resistenter *Staphylococcus epidermidis* (MRSE)

Staphylococcus epidermidis (*S. epidermidis*) ist der häufigste Erreger von Fremdkörperassoziierten Infektionen und Blutstrominfektionen. Der Anteil Methicillin-resistenter und mehrfachresistenter Isolate, bezogen auf alle *S. epidermidis*-Isolate, lag in Deutschland 2007 bei 73,8 Prozent.[16] Das Bakterium *S. epidermidis* gilt wegen seiner Biofilmbildung als besonders schwierig zu behandeln, obwohl sein intrinsisches Virulenzpotenzial

---

11 In Deutschland besteht seit dem 1. Juli 2009 eine Meldepflicht für MRSA.
12 Köck et al (2010).
13 ECDC (2011).
14 Jarlier V et al (2010).
15 ECDC/EMEA (2009).
16 BVL et al (2011).

gering ist. Wegen zunehmender Implantation körperfremder Materialien (z. B. künstliche Gelenke oder Verweilkatheter) ist von einem weiteren Anstieg auszugehen.

Vancomycin-resistente Enterokokken (VRE)
Enterokokken sind Teil der Darmflora und können Infektionen unterschiedlicher Schweregrade hervorrufen. Die größte klinische Bedeutung haben *Enterococcus faecalis* und *Enterococcus faecium*. Die Resistenz gegenüber Vancomycin bei *Enterococcus faecium* tritt in Europa mit durchschnittlich 7,4 Prozent[17] deutlich seltener auf als in den USA, wo sie bei weit über 50 Prozent[18] liegt. Allerdings ist das Bild in Europa sehr heterogen: In Deutschland liegt die Resistenzrate bei ca. 8 Prozent, in vielen anderen Ländern der EU bei unter 1 Prozent. Allerdings weisen zum Beispiel Irland, Griechenland und Portugal Raten von mehr als 20 Prozent auf. In Deutschland kam es in den letzten Jahren zu einem deutlichen Anstieg von Infektionen und Besiedlungen, die durch *Enterococcus faecium* ausgelöst werden.

Penicillin-resistenter *Streptococcus pneumoniae* (PNSP)
Streptococcus pneumoniae ist eine weit verbreitete Krankheitsursache, insbesondere bei Kindern, alten Menschen und abwehrgeschwächten Patienten. 2005 starben laut Schätzungen der WHO rund 1,6 Millionen Menschen an Pneumokokken-Infektionen, darunter zwischen 700.000 und 1 Million Kinder unter fünf Jahren.[19] Hohe Resistenzraten gegenüber Penicillin werden aus Frankreich (27,6 Prozent), Spanien (29,8 Prozent), Polen (24 Prozent), Finnland (14,2 Prozent), Rumänien (30,8 Prozent), Bulgarien (18,2 Prozent), Irland (18,1 Prozent) und Zypern (41,7 Prozent) berichtet.[20] In Deutschland sind je nach Krankheitsbild zwischen 0,3 Prozent und 9 Prozent der *S. pneumoniae*-Isolate Penicillin-resistent.[21] Die Resistenzraten gegenüber Makroliden liegen in vielen Ländern bei über 10 Prozent (in Deutschland bei 9,2 Prozent).

---

17 ECDC (2011).
18 Arias CA et al (2012).
19 http://www.who.int/ith/diseases/pneumococcal/en/ (abgerufen am 7. Juni 2012).
20 ECDC (2011).
21 BVL et al (2011).

Drittgeneration-Cephalosporin-resistente *Escherichia coli*

In den meisten Ländern ist ein stetiger Anstieg des Anteils von *Escherichia coli* (*E. coli*) zu beobachten, die gegen Drittgeneration-Cephalosporine[22] resistent sind. In zehn von 28 untersuchten europäischen Ländern lagen 2010 die Resistenzraten bei über 10 Prozent (in Deutschland bei 8,4 Prozent).[23] Dabei wurde im Zeitraum von 2007 bis 2010 ein signifikanter Anstieg in der Hälfte der untersuchten Länder festgestellt. *E. coli*, die gegen Drittgeneration-Cephalosporine resistent sind, sind häufig und zunehmend auch gegen Substanzen weiterer Antibiotika-Klassen resistent.

Drittgeneration-Cephalosporin-resistente und Carbapenem-resistente *Klebsiella pneumoniae*

Der durchschnittliche Anteil von *Klebsiella pneumoniae* (*K. pneumoniae*), die gegen Drittgeneration-Cephalosporine resistent sind, lag 2010 in der EU bei rund 27,5 Prozent.[24] In fünf Ländern lag der Anteil zwischen 25 Prozent und 50 Prozent (Italien, Polen, Tschechische Republik, Ungarn, Zypern) und in weiteren fünf Ländern sogar bei über 50 Prozent (Griechenland, Bulgarien, Litauen, Lettland, Rumänien). Die Resistenz gegen Carbapeneme lag im Durchschnitt der 28 berichterstattenden Länder bei 8 Prozent mit einem besonders hohen Anteil resistenter Isolate in Griechenland (49,1 Prozent), Zypern (16,4 Prozent) und Italien (15,2 Prozent). In 23 Ländern liegt sie jedoch bei unter 1 Prozent. Der alarmierend hohe Wert in Griechenland lässt sich auf die epidemieartige Ausbreitung eines Carbapenemase-produzierenden Klons zurückführen. Auslöser dafür war vermutlich ein hoher ökologischer Druck durch übermäßigen Einsatz von Carbapenemen. Weltweit ist die Entwicklung mehrfachresistenter *K. pneumoniae*-Stämme mit großer Besorgnis zu betrachten, da bereits mehr als 10 Prozent aller Isolate Mehrfachresistenzen tragen.[25]

---

22 Cephalosporine sind Breitspektrum-Antibiotika. Die Cephalosporine der dritten Generation weisen eine hohe Stabilität gegenüber Beta-Lactamase auf, einem Enzym, mit dem sich einige Bakterien gegen derartige Antibiotika schützen.
23 ECDC (2011).
24 ECDC (2011).
25 Ho J et al (2010).

ESBL und New-Delhi-Typ

Zunehmend an Bedeutung haben in letzter Zeit gramnegative Keime gewonnen, die sich als therapieresistent erwiesen. Hierzu zählen mehrfachresistente *E. coli*, Acinetobacter- sowie Pseudomonas-Stämme. Viele dieser Keime tragen ein ESBL-Gencluster (Extended Spectrum Beta-Lactamase), das durch horizontalen Gentransfer erworben wurde. So stieg zwischen 1995 und 2007 der Anteil ESBL-bildender Stämme an allen *E. coli*-Isolaten von 1 Prozent auf 9,9 Prozent. Im gleichen Zeitraum stieg die Resistenz gegenüber Cefotaxim von unter 1 Prozent auf 10,3 Prozent. Darüber hinaus wurden häufig gramnegative Keime beschrieben, die einen bestimmten Typ einer Carbapenemase ausbildeten. Dieser auch als „Neu-Delhi-Typ" bezeichnete Resistenz-Mechanismus wird in mehreren Ländern beobachtet. Ihn zeichnet aus, dass auch Carbapeneme gegen entsprechende Keime nicht mehr wirksam sind.

Mehrfachresistenter *Pseudomonas aeruginosa*

Mehrfachresistenzen gegenüber den Antibiotika-Klassen Beta-Lactame, Aminoglykoside und Fluorchinolone wurden 2010 bei 15 Prozent der in Europa untersuchten Stämme ermittelt.[26] In vier Ländern (Tschechische Republik, Griechenland, Malta, Rumänien) war der Anteil zwischen 25 Prozent und 50 Prozent besonders hoch. Die Carbapenem-Resistenz der Pseudomonaden lag 2010 im europaweiten Durchschnitt bei 17,9 Prozent der Isolate.

Acinetobacter spp.

Infektionen mit *Acinetobacter baumannii*, einem wichtigen Erreger der Gattung *Acinetobacter*, sind aufgrund einer hohen intrinsischen Resistenz und der zunehmenden Verbreitung erworbener Resistenzen schwierig behandelbar. Deutlich zugenommen hat insbesondere der Anteil Imipenem-resistenter Stämme, die in der Lage sind, Carbapeneme zu spalten – von 3,8 Prozent im Jahr 2001 auf 7,7 Prozent im Jahr 2007.[27] In vielen Ländern sind die Resistenzraten stark angestiegen.[28]

---

26 ECDC (2011).
27 BVL et al (2011).
28 Higgins PG et al (2010).

Enterobacter spp.
Bei Enterobacter-Stämmen sind häufig Resistenzen gegen Cefotaxim und andere Cephalosporine der dritten Generation festzustellen. Im Zeitraum von 1995 bis 2004 stieg der Anteil von *Enterobacter cloacae*-Stämmen mit Resistenz gegen Piperacillin/Tazobactam von 8 auf 20 Prozent. Gleichzeitig nahm die Resistenz gegen Cefotaxim von 27 Prozent auf 34 Prozent zu. Die Empfindlichkeit der Carbapeneme (Meropenem) lag in Deutschland bei über 99 Prozent.

Mycobacterium tuberculosis
Tuberkulose ist die häufigste bakterielle Infektionskrankheit weltweit, mit geschätzten 8,8 Millionen Neuerkrankungen im Jahr 2010 und rund 1,45 Millionen Todesfällen.[29] 2011 gab es in Deutschland 4.330 Tuberkulose-Erkrankungen, darunter 136 Todesfälle.[30]

Als Mittel der ersten Wahl gegen Tuberkulose werden fünf Antibiotika eingesetzt: Isoniazid (H), Rifampicin (R), Pyrazinamid (Z), Ethambutol (E) und Streptomycin (S). Der Anteil von Erregern, die gegenüber mindestens einem dieser fünf Erstrangmedikamente resistent sind, lag 2010 bei 12,6 Prozent.[31] Eine Multiresistenz (MDR-TB) gegen mindestens Isoniazid und Rifampicin lag in 1,7 Prozent der Fälle vor.[32] Momentan sind Aussagen zum Vorkommen der sogenannten „ausgedehnt resistenten Tuberkulose (XDR-TB)" in Deutschland noch nicht möglich. Nach Untersuchungen der WHO variiert der Anteil weltweit stark, auch innerhalb der EU.

Im internationalen Vergleich sind die Erkrankungs- und Resistenzraten in Deutschland relativ gering, was hauptsächlich auf eine konsequente gesetzlich geregelte Diagnostik und Therapiekontrolle zurückzuführen ist – gute Voraussetzungen dafür, mit der zunehmenden Gefahr der Ausbreitung des Erregers und der Resistenzen umzugehen. Gleichzeitig wurden in den vergangenen 40 Jahren keine neuen spezifisch wirksamen Antituberkulotika entwickelt. In absehbarer Zukunft wird die Therapie resistenter Tuberkulosen deshalb auf weniger wirksame Zweit- und Drittlinien-Medikamente angewiesen sein. Diese haben deutlich mehr Nebenwirkungen und erfordern längere Therapiezeiten.

---

29 WHO (2011).
30 Robert Koch-Institut (2012).
31 Robert Koch-Institut (2012).
32 Robert Koch-Institut (2012).

2.3 Antibiotika-Verbrauch und Resistenzentwicklung

Auch wenn Resistenzen ein natürliches biologisches Phänomen sind, entwickeln sie sich nicht unabhängig vom Antibiotika-Verbrauch. Abbildung 3 zeigt dieses für das Beispiel Penicillin-resistenter *S. pneumoniae*-Keime. Der hohe Verbrauch von Antibiotika ist sogar eine Hauptursache für die Entwicklung und Ausbreitung von Antibiotika-resistenten Krankheitserregern. Dabei variiert die Geschwindigkeit der Resistenz-Entstehung je nach Erreger und Antibiotikum.[33]

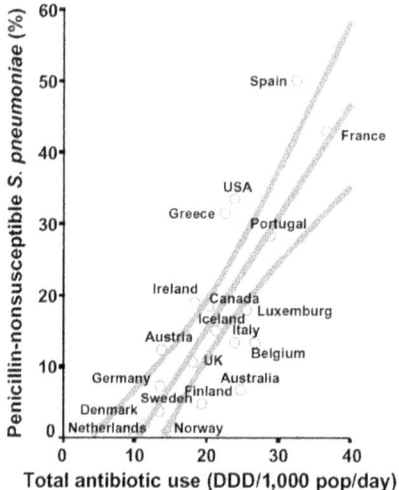

Abbildung 3: Gesamt-Antibiotika-Verbrauch gemessen in Tagesdosen (Daily defined dose DDD) (horizontale Achse) versus Anteil Penicillin-resistenter *S. pneumoniae*-Keime (vertikale Achse) in 20 Industrieländern (Regressionslinie mit 95 Prozent Konfidenz-Intervall, r = 0,75; p < 0,001).
Quelle: Albrich WC et al (2004), http://wwwnc.cdc.gov/eid/article/10/3/03-0252-f1.htm.

Insgesamt ist der Verbrauch von Antibiotika im ambulanten Bereich in der Europäischen Union seit 1997 leicht angestiegen, mit einem durchschnittlichen Zuwachs von 0,05 definierten Tagesdosen (Defined daily dose, DDD) pro 1.000 Einwohner und Quartal.[34] Allerdings schwankt der Verbrauch stark zwischen einzelnen Mitgliedstaaten der EU: Einem Rückgang in einigen Ländern steht eine Zunahme in anderen Ländern gegenüber. Zum Beispiel wurden 2009 in Griechenland im ambulanten Bereich durchschnittlich 38,6 definierte Tagesdosen pro 1.000 Einwohner und

---

33 Högberg LD et al (2010).
34 Adriaenssens N et al (2011).

Tag verbraucht, in Rumänien nur 10,2.[35] Am höchsten ist der Verbrauch bei Antibiotika der Klasse der Beta-Lactame.

Im europäischen Vergleich liegt die Verordnungsdichte in Deutschland im unteren Drittel. Der Bericht zu Antibiotika-Resistenz und -Verbrauch (GERMAP 2010) geht im ambulanten Bereich in Deutschland von einer Verordnungsdichte von 14,9 definierten Tagesdosen pro 1.000 Versicherte und Tag aus.[36] Das entspricht rund 41 Millionen Verordnungen mit einem Umsatz von mehr als 753 Millionen Euro.[37] Zwischen 2003 und 2008 stiegen das ambulante Verordnungsvolumen in definierten Tagesdosen und der Umsatz leicht um rund 5 Prozent.

In mehreren europäischen Ländern wurden konzertierte Aktionen initiiert, um den Verbrauch von Antibiotika zu verringern, verbunden mit einem Aufruf zu einer rational begründeten Antibiotika-Therapie (*European Surveillance of Antimicrobial Consumption* – ESAC).[38] Ein Rückgang von Antibiotika-Resistenzen ist im kurzen Zeitraum dieses Programms aber nicht zu erwarten.

2.4 Auswirkungen von Antibiotika-Resistenzen

2.4.1 ... auf die Gesellschaft

Antibiotika-Resistenzen bedeuten zusätzliche Belastungen für die Gesellschaft, da sie höhere Behandlungskosten, zusätzliche Krankentage, längere Krankenhausaufenthalte und mehr Todesfälle verursachen. Die europäische Gesundheitsbehörde (ECDC) schätzt, dass in Europa rund 25.000 Patienten pro Jahr an den Folgen einer Infektion durch mehrfachresistente Bakterien sterben, wobei der Anteil gramnegativer Erreger bei etwa zwei Dritteln liegt. Schätzungen für Deutschland gehen von 400.000 bis 600.000 Krankenhausinfektionen und 7.500 bis 15.000 Todesfällen pro Jahr aus, die überwiegend durch Antibiotika-resistente Erreger verursacht wurden. Europaweit kommt es durch Antibiotika-resistente Bakterien pro Jahr ungefähr zu 2,5 Millionen zusätzlichen Krankenhaustagen. Bei allen Zahlen ist zu berücksichtigen, dass sie mit großen Unsicherheiten behaftet sind und vorsichtig behandelt werden sollten.

---

35 Adriaenssens N et al (2011).
36 BVL et al (2011).
37 BVL et al (2011).
38 Mölstad S et al (2008); Sabuncu E et al (2009); Bruce J et al (2009); van de Sande-Bruinsma N (2008).

Die ECDC schätzt die Gesamtkosten durch Infektionen mit Antibiotika-resistenten Bakterien auf rund 1,5 Milliarden Euro pro Jahr, wovon gut 600 Millionen Euro durch Arbeitsausfälle entstehen.[39] Die Kosten zusätzlicher Krankenhausaufenthalte bei bakteriellen Blutinfektionen, ausgelöst durch MRSA- und Cephalosporin-resistente *E. coli*-Bakterien, werden in einer aktuellen Studie auf rund 62 Millionen Euro beziffert.[40] Diese Infektionen machen zwar nur einen kleinen Teil aller bakteriellen Infektionen aus, ihr Verlauf ist jedoch äußerst schwer. Die tatsächlichen Beträge dürften in der Realität noch weitaus höher liegen.

2.4.2 ... auf die medizinische Versorgung

Bei Infektionen durch resistente Bakterien besteht die Gefahr, dass Therapien versagen. Dies führt in der Regel zu einer längeren Behandlungsdauer, zu höheren Kosten und im schwersten Fall zum Tod des Patienten.[41] Dabei ist zu unterscheiden zwischen der Gabe von Antibiotika im ambulanten und im stationären Bereich. Der Anteil von Antibiotika-Verordnungen in der Humanmedizin ist im ambulanten Bereich deutlich höher als im stationären.[42] Im Krankenhaus kommen Antibiotika pro Patient jedoch häufiger zum Einsatz, so dass resistente Bakterien eher selektiert werden. Diese besiedeln nicht nur Patienten, sondern auch Krankenhauspersonal und Angehörige und können so auf andere Patienten übertragen werden. Durch die notwendige Isolation von Patienten mit resistenten Bakterien entstehen höhere Krankenhauskosten.

Die in den vergangenen 20 Jahren beobachtete Zunahme von mehrfachresistenten Bakterien ist auch eine direkte Konsequenz daraus, dass diese Substanzen breit angewendet werden, sowohl zur Prophylaxe als auch zur Therapie von Infektionen. Als Folge gibt es bereits pathogene Bakterien, die nicht mehr durch herkömmliche Antibiotika bekämpft werden können oder nur noch gegenüber weniger aktiven Substanzen

---

39 ECDC/EMEA (2009).
40 Grundlage der Studie von de Kraker et al (2011) sind Daten aus 31 Ländern, die am Europäischen Resistenzüberwachungssystem (EARSS) teilnehmen. Schreibt man die gegenwärtigen Trends fort, so wird die Zahl der Blutinfektionen durch den gramnegativen Erreger (G3CREC) deutlich zunehmen und die Zahl der MRSA-Blutinfektionen übersteigen.
41 Zilberberg MD & Shorr AF (2010).
42 Aktuelle Zahlen aus einigen europäischen Ländern gehen für den ambulanten Bereich von einem Anteil von 85 bis 90 Prozent am gesamten Antibiotika-Verbrauch aus. Aktuelle Zahlen für Deutschland liegen derzeit nicht vor (BVL et al (2011)).

oder Medikamenten mit größerer Toxizität empfindlich sind.[43] Bei steigender Resistenzrate werden vermehrt sowohl Breitspektrum-Antibiotika als auch mehrere Substanzen gleichzeitig verwendet. Das begünstigt die Entwicklung weiterer Resistenzen, erhöht die Kosten und die Gefahr von unerwünschten Medikamentenwirkungen.

Mehrfachresistente Erreger gefährden den Behandlungserfolg in allen medizinischen Bereichen. Einige Personengruppen sind jedoch besonders empfänglich für Infektionen, wie Patienten, die eine Organtransplantation erhalten, Dialyse- oder Krebspatienten. Erkrankungen durch resistente Erreger komplizieren das Behandlungsmanagement erheblich. Häufig müssen die behandelnden Ärzte von oraler Behandlung auf eine intravenöse Therapie umstellen, die wiederum das Risiko einer Katheter-assoziierten Infektion birgt.

Obwohl die Probleme allgegenwärtig sind, gibt es EU-weit nur wenige Untersuchungen über die konkreten Auswirkungen von Infektionen durch resistente Erreger auf die unterschiedlichen gesellschaftlichen Bereiche. Bisher liegen nur wenige Daten zu Morbidität, Mortalität und den ökonomischen Konsequenzen für die Gesundheitssysteme und die Gesellschaft vor. Solche Analysen wären jedoch die Voraussetzung für ein effektiveres Problemmanagement.[44] Dabei ist im Auge zu behalten, dass Antibiotika-Resistenz ein globales Problem ist. Multiresistente Erreger überwinden leicht geographische Grenzen, und die zunehmende Mobilität der Menschen führt zu einer schnellen Verbreitung neuer Varianten.[45]

2.5 Zulassungen und Neuentwicklungen von Antibiotika

Bislang folgte auf jede Einführung eines neuen Antibiotikums die Entstehung resistenter Erregervarianten. Daher gibt es einen ständigen Bedarf an Neuentwicklungen, um alternative Medikamente zur Verfügung zu haben. In der „goldenen Ära" der Antibiotika-Entwicklung von 1940 bis 1970 wurden kontinuierlich neue Substanzen mit neuen Wirkmechanismen entwickelt, die das Problem aufkommender resistenter Stämme beherrschbar werden ließen.[46]

---

43 Kumarasamy KK et al (2010).
44 Wilke MH (2010).
45 MacPherson DW et al (2009).
46 Fischbach MA & Walsh CT (2009).

2.5.1 Zulassungen in Europa und den USA

Die *European Medicines Agency* (EMA) und die US-amerikanische *Food and Drug-Administration* (FDA) haben seit 2000 über Zulassungsanträge für neue Antibiotika entschieden (Tabelle 2). Lediglich vier der bis Oktober 2012 zugelassenen Substanzen – nämlich Oxazolidinone (Linezolid), Lipopeptide (Daptomycin), Mutiline (Retapamulin) und Lipiarmycine (Fidaxomicin) – basieren auf neuen Antibiotika-Klassen, die jedoch nur gegen grampositive Bakterien einsetzbar sind. Die weiteren Substanzen sind Abwandlungen bereits angewendeter Verbindungen.

Mit Ausnahme der Carbapeneme, die 1985 eingeführt wurden, waren alle anderen Antibiotika, die zwischen Anfang der 1960er Jahre und 2000 für die klinische Anwendung zugelassen wurden, synthetische Derivate existierender Verbindungen, die bereits im Zeitraum von Mitte der 1930er bis in die frühen 1960er Jahre entwickelt wurden.[47] Nur vier Substanzklassen – Cephalosporine, Penicilline, Chinolone und Makrolide – lieferten bei 73 Prozent der zwischen 1981 und 2005 zugelassenen Antibiotika das Strukturgrundgerüst.

Wirkstoff	Antibiotika-Klasse	Ablehnung bei der FDA	Zulassung durch FDA	Zulassung durch EMA
Linezolid	*Oxazolidinone*		2000	
Ertapenem	Carbapeneme		2001	2002
Cefditoren	Cephalosporine		2001	
Gemifloxacin	Fluorchinolone		2003	
Daptomycin	*Lipopeptide*		2003	2006
Telithromycin	Makrolide		2004	2001
Tigecyclin	Glycylcycline		2005	2006
Faropenem	Peneme	2006		
Retapamulin	*Pleuromutiline*		2007	2007
Dalbavancin	Glycopeptide	2007		
Doripenem	Carbapeneme		2007	2008
Oritavancin	Glycopeptide	2008		
Cethromycin	Makrolide	2009		

---

47 Fischbach MA & Walsh CT (2009).

Iclaprim	Trimethoprime	2009	
Besifloxacin	Fluorchinolone	2009	
Telavancin	Glycopeptide	2009	2011
Ceftobiprol	Cephalosporine	2009	
Ceftarolin	Cephalosporine	2010	2012
Fidaxomicin	*Lipiarmycine*	*2011*	*2011*
Colistimethat sodium	Colistine		2012

Tabelle 2: Stand der Wirkstoffzulassungen bei der FDA und der EMA zwischen 2000 und 2011 (neue Antibiotika-Klassen sind kursiv gedruckt).
Quelle: Silver LL (2011b) aktualisiert; EMA: http://www.ema.europa.eu (Stand: Oktober 2012).

Keine der seit 1987 neu entdeckten Antibiotika-Klassen hat bislang den Weg in die Anwendung gefunden.[48] Im Jahr 2010 waren nur zwei Substanzen in diesem Bereich in der klinischen Prüfung, keine von ihnen befindet sich jedoch in der späten klinischen Prüfung.[49]

2.5.2 Stand der Entwicklung neuer Antibiotika

Die meisten neuen Antibiotika befinden sich in der frühen Phase der Entwicklung. 2009 waren rund 150 antibiotische Substanzen in der präklinischen Entwicklung.[50] Das *European Centre for Disease Control and Prevention* (ECDC) berichtet für 2009 von lediglich 15 systemisch applizierbaren Substanzen mit einem neuen Wirkmechanismus in der meist frühen Phase-I-Entwicklung.[51] Anfang 2011 waren 12 Substanzen in Phase-I-Studien, 22 Substanzen in Phase-II-Studien und sechs in Phase-III-Studien.[52,53] Der überwiegende Teil der Substanzen sind Derivate bereits bekannter Antibiotika-Klassen.

Seit über 20 Jahren besteht eine große und vorerst andauernde Diskrepanz zwischen dem Bedarf an neuen Antibiotika und der Verfügbarkeit neuer Substanzen. Parallel dazu hat sich die Pharmazeutische

---

[48] Silver LL (2011).
[49] Hamad B (2010).
[50] Hamad B (2010).
[51] ECDC/EMEA (2009).
[52] Butler MS & Cooper MA (2011).
[53] Die Substanz Fidaxomicin wurde im Sommer bzw. Herbst 2011 von der US-amerikanischen FDA bzw. der EMA zugelassen.

Industrie aus der Antibiotika-Forschung weitestgehend zurückgezogen.[54] Der Rückzug vieler Unternehmen aus der Erforschung und Entwicklung von Antibiotika erfolgte meist aus betriebswirtschaftlichen Gründen. Die Rentabilität von Investitionen in die Entwicklung von Antibiotika ist aufgrund hoher Kosten – die durchschnittlichen Entwicklungskosten für ein Medikament liegen bei etwa 1 Milliarde US-Dollar –, unsicherer Ertragsaussichten und hoher regulatorischer Hürden nur gering oder nicht mehr gegeben.[55] Die Zulassungen von Fidaxomicin und Ceftarolin in 2012 sind erfreuliche Entwicklungen, wie auch die möglicherweise anstehende Zulassung von Ceftobiprol. An der grundsätzlichen Einschätzung der Lage ändern diese Entwicklungen aber nichts.

Mit der Entwicklung von symptomlindernden Medikamenten bei chronischen Erkrankungen lassen sich, bedingt durch die lange Verabreichungsdauer und den steigenden Bedarf in einer alternden Gesellschaft, deutlich höhere Renditen erzielen als mit kurzzeitig kurativen Antibiotika.

Insgesamt liegen das Verordnungsvolumen (in definierten Tagesdosen) von Antibiotika und der Umsatz unter denen anderer Arzneimittelgruppen, wie z. B. Herz-Kreislauf-Medikamente, Antidiabetika oder Psychopharmaka.[56] In den letzten fünf Jahren wuchs der globale Markt für Antibiotika um durchschnittlich 4 Prozent pro Jahr. Die Wachstumsraten bei antiviralen Medikamenten und Impfstoffen lagen dagegen bei 16,7 Prozent bzw. bei 16,4 Prozent.[57] Zudem müssen neue Antibiotika oft mit preisgünstigeren Generika konkurrieren.

Aus unternehmerischer Sicht besteht die Notwendigkeit, ein erfolgreich entwickeltes Antibiotikum auf einem großen Markt zu vertreiben und bevorzugt Breitspektrum-Antibiotika zu entwickeln. Aus gesundheitspolitischer Sicht und mit Blick auf die Vermeidung der Ausbreitung von Antibiotika-Resistenzen ist es jedoch besser, pathogenspezifische Antibiotika zu entwickeln und neue Antibiotika möglichst in Reserve zu halten. Auch Anstrengungen, die Verabreichung von Antibiotika zu regulieren, sowie fachlich gut begründete Empfehlungen von Fachgesellschaften zum vorsichtigen Einsatz von Antibiotika schmälern die Renditeerwartungen.[58] Diese unterschiedlichen Standpunkte haben Kon-

---

54 Katz ML et al (2006).
55 White AR (2011).
56 Schwabe U & Paffrath D (2011).
57 Hamad B (2010).
58 So AD et al (2011).

sequenzen für die Suche nach neuen Antibiotika und für die damit gekoppelte Ausbreitung von Antibiotika-Resistenzen.

Seit den 1990er Jahren setzt man große Hoffnungen in die Suche nach neuen Verbindungen mit den Methoden des Hochdurchsatzscreenings. Die geringe Erfolgsrate bei dieser Suche – auch genomische Ansätze waren bisher nicht erfolgreich – bewegte einige Unternehmen ebenfalls dazu, die Antibiotika-Forschung einzustellen bzw. zur klassischen Wirkstoffsuche zurückzukehren oder auf Naturstoffforschung umzustellen.[59]

Dennoch gibt es immer wieder Beispiele dafür, dass sich auch neue Antibiotika am Markt etablieren können. 2011 konnten mit dem Verkauf von Linezolid und Daptomycin, zwei Vertreter neuer Antibiotika-Klassen, Umsätze in Höhe von 1,283 Milliarden US-Dollar (Linezolid)[60] bzw. 735,5 Millionen US-Dollar (Daptomycin)[61] erzielt werden.

2.6 Strategien und Initiativen zum rationalen Umgang mit Antibiotika-Resistenzen

Das Problem der Antibiotika-Resistenzen ist seit vielen Jahren bekannt. Eine Vielzahl von Strategien und Initiativen wurde auf internationaler (UN, WHO, EU) und nationaler Ebene gestartet. Ziel dieser Initiativen ist es, die Entstehung neuer Antibiotika-Resistenzen und ihre Ausbreitung zu verringern, einzudämmen oder zu verhindern. Dabei kommt dem sachgemäßen Gebrauch von Antibiotika und der Einhaltung infektionspräventiver Hygienemaßnahmen kurzfristig eine große Bedeutung zu. Da Antibiotika-Resistenz ein globales Phänomen ist, bedarf es des Zusammenwirkens von u. a. akademischer Forschung, pharmazeutischer und diagnostischer Industrie, Politik, Behörden, Fachverbänden und Patientenvereinigungen.

Neben der konsequenten Umsetzung und Einhaltung von Maßnahmen zur Vermeidung und Vorbeugung von Infektionen fordern die bestehenden nationalen und internationalen Strategien und Initiativen dringend die Entwicklung neuer Antibiotika zur Bekämpfung mehrfachresistenter Erreger. Denn die Erforschung und Entwicklung antibiotischer Substanzen ist nach wie vor der Weg, der am meisten Erfolg dafür verspricht, zukünftig bakterielle Infektionen effektiv behandeln zu können.

---

59 Payne DJ et al (2007).
60 Pfizer Financial Report 2011 Appendix A; http://www.pfizer.com/files/annualreport/2011/financial/financial2011.pdf (abgerufen am: 8. Juni 2012).
61 Boston Business Journal (2012).

2.6.1 Strategien auf internationaler Ebene

Initiativen auf internationaler Ebene sind:
- Die **Weltgesundheitsorganisation (WHO)** sieht in der Zunahme von Antibiotika-Resistenzen eines der bedeutendsten Gesundheitsprobleme und erklärte Antibiotika-Resistenzen zum Thema des Weltgesundheitstages 2011.[62]
- Die **Europäische Kommission** hat am 17. November 2011 einen 5-Jahres-Aktionsplan zur Abwehr der wachsenden Gefahr der Antibiotika-Resistenz veröffentlicht. Entsprechend der EU-Initiative „Eine Gesundheit", wonach Gesundheit und Tiergesundheit zusammen betrachtet werden müssen, verfolgt der Aktionsplan einen ganzheitlichen Ansatz, der die Bereiche „Public Health", Lebensmittelsicherheit, Verbrauchersicherheit, Umwelt, Tiergesundheit und Tierschutz sowie nicht-therapeutische Nutzung von Antibiotika umfasst.[63]
- Das Globale Netzwerk *Action on Antibiotic Resistance* (ReAct), finanziert von der *Swedish International Development Cooperation Agency* (SIDA) hat es sich zum Ziel gesetzt, zu einem globalen Bewusstseinswandel im Umgang mit Antibiotika und Resistenzen bei allen gesellschaftlichen Akteuren beizutragen.
- Ziel der *Transatlantic Taskforce on Antimicrobial Resistance* (TATFAR)[64, 65] zwischen der Europäischen Union und den USA ist die Stärkung des transatlantischen Dialogs und der gegenseitigen Information zu Antibiotika-Resistenz.
- Die *Infectious Diseases Society of America* (IDSA) forderte eine globale Allianz zur Entwicklung von zehn neuen Antibiotika bis 2020.

2.6.2 Deutsche Antibiotika-Resistenzstrategie: Ein erster Schritt zur Reduzierung der Antibiotika-Resistenz-Entwicklung

In Deutschland wurde 2008 die Deutsche Antibiotika-Resistenzstrategie (DART) unter Federführung des Bundesministeriums für Gesundheit

---

[62] http://www.who.int/world-health-day/2011/en/index.html; (abgerufen am: 13. April 2012).
[63] EU-KOM (2011).
[64] http://ecdc.europa.eu/en/activities/diseaseprogrammes/TATFAR/Pages/index.aspx (abgerufen am: 13. April 2012).
[65] Beteiligt waren Einrichtungen der EU-Kommission (EFSA, EMA, ECDC, Generaldirektion Forschung und Innovation sowie Generaldirektion Gesundheit und Verbraucher), der USA (OGHA, CDC, FDA, NIH, NIAD) und der Rat der Europäischen Union.

(BMG) in Zusammenarbeit mit dem Bundesministerium für Ernährung, Landwirtschaft und Verbraucherschutz (BMELV) und dem Bundesministerium für Bildung und Forschung (BMBF) initiiert.[66] Die DART hat die Bekämpfung der Entwicklung und Ausbreitung von Antibiotika-Resistenz zum Ziel.[67] Definiert wurden zehn Maßnahmen, um dieses Ziel zu erreichen, darunter u. a.

- die Etablierung von Surveillance-Systemen zur Antibiotika-Resistenz und zum Antibiotika-Verbrauch,
- die Einrichtung einer Kommission „Antiinfektiva, Resistenz und Therapie" (ART) beim Robert Koch-Institut,
- die Verbesserung der Aus-, Weiter- und Fortbildung von ärztlichem Personal im Krankenhaus auf dem Gebiet der Infektionsmedizin, insbesondere zu Antibiotika-Strategien im Krankenhaus („Antibiotic Stewardship" – ABS) in Zusammenarbeit mit den Fachgesellschaften Deutsche Gesellschaft für Hygiene und Mikrobiologie (DGHM) und Deutsche Gesellschaft für Infektiologie (DGI),
- die Förderung regionaler Netzwerke, um Erreger epidemiologisch zu erfassen, die Kommunikation innerhalb der Zuweiserstrukturen des Gesundheitswesens zu verbessern und um Leitlinien besser zu implementieren,
- eine Meldepflicht für MRSA,
- die Analyse des Antibiotika-Verbrauchsverhaltens von Ärzten und Patienten.

Die DART soll im Wesentlichen die Erfassung von Antibiotika-Resistenzen und -Verbrauch sowie die infektionsmedizinische Ausbildung von Ärzten verbessern. Nicht berücksichtigt sind Maßnahmen zur Verbesserung der Qualität der Antibiotika-Resistenz-Prüfung unter Einbeziehung der Wirkung von Arzneistoffen im Organismus (Pharmakodynamik) und der spezifischen Wachstumsbedingungen der Erreger am Infektionsort.[68] Die Methoden zur Bestimmung der Antibiotika-Resistenz-Prüfung sind nicht einheitlich und damit untereinander schwer vergleichbar.[69] Dieses Dilemma hat zu einer Konsensus-Resistenz-Definition auf europäischer Ebene geführt (EUCAST).[70] Es besteht ferner Forschungsbedarf zur Entwicklung besserer Testsysteme für Antibiotika-Resistenzen, die die

---

66 http://www.bmg.bund.de/praevention/krankenhausinfektionen/antibiotikaresistenzstrategie.html (abgerufen am 13. April 2012).
67 Gastmeier P et al (2009); Robert Koch-Institut (2011).
68 Dalhoff A et al (2009); Rybak MJ (2006).
69 Turnidge J & Paterson DL (2007).
70 Ein nationales Komitee begleitet die Anwendung und Implementierung der EUCAST-Grenzwerte in Deutschland.

In-vivo-Situation des Erregers (einschließlich der Wirtsreaktion auf das Antibiotikum) berücksichtigt. Zusätzlich müssen Tiermodelle mit Modellerregern für Antibiotika-Therapieversuche etabliert werden.

2.6.3 Surveillance

Antibiotika-Resistenz-Surveillance in Deutschland
Die „Antibiotika-Resistenz-Surveillance in Deutschland" (ARS) ist ein zentraler Bestandteil der Deutschen Antibiotika-Resistenzstrategie.[71] Mit dem vom Robert Koch-Institut koordinierten Netzwerk der Nationalen Referenzzentren (NRZ) wurde ein flächendeckendes Monitoring von Antibiotika-Resistenzen aufgebaut. Mit dem nationalen Resistenz-Monitoring tierpathogener Erreger in Deutschland ist das Bundesamt für Verbraucherschutz und Lebensmittelsicherheit betraut. Eine Zusammenfassung von Daten zu Antibiotika-Verbrauch und -Resistenzen gibt seit 2008 der alle zwei Jahre erscheinende GERMAP-Bericht.

Auf europäischer Ebene ist die zentrale koordinierende Stelle für die Erfassung von Daten zur Antibiotika-Resistenz das *European Centre for Disease Prevention and Control* (ECDC).[72] Mehrere europäische Netzwerke wie das *European Antimicrobial Resistance Surveillance Network* (EARS-Net)[73] und die *European Surveillance of Antimicrobial Consumption* (ESAC)[74] befassen sich mit der Überwachung von Antibiotika-Resistenzen und dem Verbrauch von Antibiotika in Europa. Diese Netzwerke sind jedoch nicht immer repräsentativ, da in den verschiedenen Ländern unterschiedlich viele Einrichtungen daran teilnehmen. Es gilt, langfristig mehr Repräsentativität zu erreichen. Darüber hinaus ist eine kontinuierliche Förderung solcher Netzwerke erforderlich. Grundvoraussetzung für solche Netzwerke sind einheitliche methodische Standards, wie sie durch das EUCAST-Projekt geschaffen wurden.[75]

Ein verlässliches Resistenz-Monitoring ist eine Voraussetzung für die Etablierung von regionalen Netzwerken, deren Ziel es ist, die Verbreitungswege multiresistenter bakterieller Infektionserreger – zwischen stationären Gesundheitseinrichtungen, in der Bevölkerung und in die

---

[71] https://ars.rki.de (abgerufen am: 19. Juni 2012).
[72] http://www.ecdc.europa.eu (abgerufen am: 13. April 2012).
[73] http://www.ecdc.europa.eu/en/activities/surveillance/EARS-Net/Pages/index.aspx (abgerufen am: 13. April 2012).
[74] http://www.ecdc.europa.eu/en/activities/surveillance/ESAC-Net/Pages/index.aspx (abgerufen am: 13. April 2012).
[75] http://www.eucast.org (abgerufen am: 19. Juni 2012).

Krankenhäuser hinein – zu unterbrechen. Beispielhaft sei hier das grenzüberschreitende EUREGIO-Projekt MRSA-net in der deutsch-niederländischen Grenzregion Münsterland/Twente genannt.[76] In diesem Projekt werden MRSA-Raten auch auf deutscher Seite erfasst, um sie auf niederländisches Niveau zu senken. In den Niederlanden liegt die MRSA-Rate bei unter drei Prozent und ist seit Jahren stabil niedrig. Dieser Erfolg beruht auf der Strategie, Patienten konsequent bei Einlieferung ins Krankenhaus zu testen und bei positivem MRSA-Befund zu isolieren und zu sanieren.[77] Im Rahmen von MRSA-net sollen grenzübergreifende Qualitätsstandards erarbeitet und umgesetzt werden, um durch nachhaltige Senkung der MRSA-Rate auf deutscher Seite die Gesundheitsversorgung zu verbessern. Bei Erfolg könnten die erarbeiteten Qualitätsstandards und Erfahrungen auf andere Regionen und andere, insbesondere gramnegative Erreger übertragen werden.

Molekulare Epidemiologie der Antibiotika-Resistenz
Die molekulare Epidemiologie der Antibiotika-Resistenz hat die Aufgabe, die Hintergründe der aus Surveillance-Systemen abgeleiteten Trends der Resistenzentwicklung und neu auftretender Antibiotika-Resistenzen aufzuklären. Wie am Beispiel des Methicillin-resistenten *Staphylococcus aureus* (MRSA) gezeigt wurde, kann mithilfe von Genom-basierten Analysen die Evolution von multiresistenten Epidemiestämmen aufgeklärt und ihre regionale und weltweite Ausbreitung verfolgt werden.[78] Für Frühwarnsysteme ist es weiterhin wichtig, das Auftreten und die Verbreitung von Resistenzgenen zu verfolgen. Aktuelle Beispiele sind die vom *cfr*-Gen kodierte Resistenz gegen Linezolid bei Staphylokokken sowie das Resistenzgen bla_{NDM-1}, („New Dehli Metallo-Beta-Lactamase"), das Resistenz gegen Carbapeneme – eine der wichtigsten Antibiotika-Gruppen zur Behandlung gramnegativer Bakterien – verursacht.[79]

---

[76] http://www.mrsa-net.org/indexEuregioDE.html (abgerufen am: 19. Juni 2012).
[77] Bei einer Sanierungstherapie werden die MRSA-Bakterien von der Haut und den Schleimhäuten der Träger entfernt.
[78] Nübel U et al (2010); Harris SR et al (2010).
[79] Witte W & Cuny C (2011); Nordmann P et al (2011).

3 Antibiotika-Resistenzen in der Tierhaltung und im Pflanzenschutz

3.1 Tierhaltung

Die Übertragung von Antibiotika-Resistenzen vom Tier auf den Menschen trägt zur aktuellen Resistenz-Problematik bei.[80] Ein besonderes Problem stellen gramnegative ESBL-bildende Bakterien dar (s. auch Kapitel 2.2). Resistente Bakterien können den Menschen über Lebensmittel oder über den direkten Kontakten mit Tieren erreichen. Die Übertragung von MRSA-Isolaten vom Sequenztyp ST398 vor allem von Schweinen auf Menschen wurde mehrfach nachgewiesen.[81] Der horizontale Gentransfer zwischen Keimen von Tieren und von Menschen spielt möglicherweise ebenfalls eine Rolle bei der Ausbreitung von Resistenzen.

Grundsätzlich sollten Antibiotika nur in unbedingt notwendigem Umfang Anwendung finden. Generell sollten Antibiotika, wie bereits 2010 in den Leitlinien der Bundestierärztekammer festgelegt, bei Tieren nur therapeutisch eingesetzt werden und – abgesehen von wenigen gerechtfertigten Ausnahmen – nicht zur Prophylaxe.[82,83] Der Einsatz von antimikrobiell wirksamen Substanzen mit dem Ziel, den Produktionserfolg in der Mast zu steigern, wurde bereits 2006 in der EU verboten.

Antibiotika-Resistenzen, die in der Tierhaltung entstehen, können die Wirksamkeit wichtiger Antibiotika in der Humanmedizin gefährden. Bestimmte Klassen von Antibiotika sollten für die humanmedizinische Anwendung reserviert bleiben. Auch Neuentwicklungen sollten in der Veterinärmedizin möglichst nicht verwendet werden.[84] Darüber hinaus ist es unerlässlich, tierpathogene Bakterien und Zoonose-Erreger zu über-

---

80 Bywater RJ & Casewell MW (2000) beziffern den Beitrag der Veterinärmedizin/Tierproduktion an der Resistenzproblematik in der Humanmedizin auf unter 4 Prozent.
81 Voss A et al (2005); Wulf M & Voss A (2008); van Loo I et al (2007); Cuny C et al (2010).
82 Bundestierärztekammer (2010).
83 Eine Ausnahme ist beispielsweise die perioperative Gabe von Antibiotika im Falle von Fremdkörperoperationen bei Hunden, wenn der Darm eröffnet wird.
84 Derzeit gibt es keine veterinärmedizinische Zulassung für Oxazolidinone (Linezolid), zyklische Lipopeptide (Daptomycin), Glycopeptide (Vancomycin, Teicoplanin), Glycylcycline (Tigecyclin), Streptogramine (Synercid – Quinu/Dalfopristin), Mupirocin. Allerdings können all diese Substanzen im Falle eines Therapienotstands (z. B. bei pan-resistentem *Staphylococcus pseudintermedius* von Hunden) bei Tieren, die nicht der Lebensmittelgewinnung dienen (Hund/Katze), umgewidmet und dann eingesetzt werden.

wachen sowie weiterhin Resistenzdaten zu erheben, wie dies seit 2001 in Deutschland im Rahmen des vom Bundesamt für Verbraucherschutz und Lebensmittelsicherheit durchgeführten nationalen Resistenz-Monitoringprogramms GermVet durchgeführt wird.

Durch regelmäßige Fortbildungsmaßnahmen muss auch bei Beschäftigten in der Landwirtschaft und im Lebensmittelbereich das Bewusstsein für Antibiotika-Resistenzen und die Mechanismen ihrer Entstehung und Verbreitung geschärft werden.

Die Auswirkungen des Einsatzes von Antibiotika bei Tieren auf die Entstehung von Resistenzen und die Aufklärung der Übertragungswege sind bereits Thema mehrerer Forschungsverbünde. So untersucht z. B. der Verbund RESET[85] die Entstehung von Resistenzen am Beispiel von Enterobakterien (*Escherichia coli* und *Salmonella enterica*), während der Verbund MedVet-Staph *Staphylococcus aureus* (MRSA)[86] untersucht. Dennoch sollte stärker erforscht werden, welchen Einfluss die Gabe von Antibiotika bei Tieren auf die Entstehung von Resistenzen und die Weitergabe von Resistenzfaktoren auf humanpathogene Erreger oder die Übertragung pathogener Bakterien von Nutztieren auf den Menschen haben.

3.2 Pflanzenschutz

Einige Antibiotika wie Streptomycin und Oxytetracyclin werden im Obst- und Gemüseanbau gegen pflanzenpathogene Bakterien eingesetzt. Streptomycin wird in vielen Ländern der EU und außerhalb Europas zur Vorbeugung des Feuerbrands verwendet, der durch das Bakterium *Erwinia amylovora* verursacht wird. Dadurch wird der Ausbruch der Krankheit zwar effektiv verhindert, die Entstehung von Antibiotika-Resistenzen jedoch gefördert. Auf mobilen genetischen Elementen fanden sich Streptomycin-Resistenzgene, die für ein Phosphotransferase-Enzym (StrA, StrB) kodieren. Nachweislich gibt es die gleichen Gene in 17 Arten von Umweltbakterien und Krankheitserregern.[87] Obwohl die Menge der eingesetzten Antibiotika im Pflanzenanbau weitaus geringer ist als in der Humanmedizin und in der Tiermedizin, sollte jede großflächige Ausbringung von Antibiotika vermieden und durch andere infektionsprophylaktische Maßnahmen ersetzt werden.

---

85 http://www.reset-verbund.de/ (abgerufen am: 13. April 2012).
86 http://www.medvetstaph.net/index.html (abgerufen am: 13. April 2012).
87 McGhee GC et al (2011).

4 Forschungsstrukturen

Verschiedenste Forschungsvorhaben auf nationaler und europäischer Ebene beschäftigen sich mit dem Problem zunehmender Antibiotika-Resistenzen und gleichzeitig nachlassender Entwicklungen neuer Antibiotika.

In Deutschland werden die Forschungsaktivitäten überwiegend durch den Bund (Bundesministerium für Bildung und Forschung – BMBF, Bundesministerium für Gesundheit – BMG) und die Deutsche Forschungsgemeinschaft (DFG) gefördert. Die DFG fördert zwei Sonderforschungsbereiche (SFB) und eine Forschergruppe, die sich mit der Suche nach neuen Wirkstoffen gegen Infektionserreger bzw. mit den Strukturen von Bakterien und möglichen Angriffspunkten neuer Antibiotika beschäftigen.[88,89,90] Besonders gut hat sich in den letzten Jahren der Bereich der funktionellen Genomforschung entwickelt, der auch eine zentrale Rolle bei der Antibiotika-Forschung spielen wird.

Neben diesen Forschungsverbünden wurden in den vergangenen Jahren Netzwerke auf lokaler, regionaler und nationaler Ebene mit Mitteln des BMG etabliert, um Modellprojekte zu bearbeiten. Im Fokus stehen dabei beispielsweise der Antibiotika-Verbrauch und seine unterschiedlichen Auswirkungen, die Prävention von MRSA-Infektionen und die Verbesserung der Behandlung von Patientinnen und Patienten mit MRSA-Infektionen.[91] Ein ähnliches Konzept wird bei der Schaffung von Gesundheitsregionen verfolgt (Beispiel: HICARE Gesundheitsregion Ostseeküste – Aktionsbündnis gegen multiresistente Bakterien). Hier sollen Management-Konzepte unter Einbeziehung aller Komponenten von der Grundlagenforschung über die klinische Intervention bis zur gesundheitsökonomischen Evaluation entwickelt werden. In Jena wurde darüber hinaus das Integrierte Forschungs- und Behandlungszentrum (IFB) Sepsis und Sepsisfolgen etabliert.[92] Hier stehen eine frühzeitige effektive Diagnose und die Behandlung schwerer systemischer Infektionen im Mittelpunkt.

---

88 http://www.sfb630.uni-wuerzburg.de (abgerufen am: 13. April 2012).
89 http://www.uni-tuebingen.de/forschung/forschungsschwerpunkte/sonderforschungsbereiche/sfb-766/home.html (abgerufen am: 28. August 2012).
90 http://www3.uni-bonn.de/forschung/forschungsprofil/forschergruppen/for-854 (abgerufen am: 28. August 2012).
91 http://www.rki.de/DE/Content/Infekt/Krankenhaushygiene/Netzwerke/Netzwerke_node.html (abgerufen am: 09. August 2012).
92 http://www.cscc.uk-j.de/CSCC.html (abgerufen am: 13. April 2012).

Die Erforschung neuer Antibiotika ist nicht nur ein Thema für bestehende Forschungsvorhaben und Netzwerke, sondern auch für das Deutsche Zentrum für Infektionsforschung (DZIF), das führende Einrichtungen der Infektionsforschung in Deutschland zusammenführt und aufeinander abstimmen soll.[93] In der Konzeption des DZIF spielen auch Aspekte der Translation und translationale Strukturen eine Rolle, die sich unter anderem mit der Suche nach neuen Wirkstoffen befassen.

Auf europäischer Ebene fördert die *Innovative Medicines Initiative* (IMI) als öffentlich-privater Verbund – beteiligt sind die Europäische Kommission und der europäische Dachverband der pharmazeutischen Industrie – die Suche nach neuen Wirkstoffen und antimikrobiellen Substanzen.[94] Im Rahmen des 6. EU-Forschungsrahmenprogramms befassten sich Projekte mit der Antibiotika-Resistenz-Problematik.[95] Der bis Ende August 2012 laufende Forschungsverbund ERA-NET PathoGenoMics, ein Konsortium aus neun Ländern, untersuchte molekulare Mechanismen der Pathogenität von Mikroorganismen, entwickelte neue Diagnostika und analysierte epidemiologische Zusammenhänge bei der Ausbreitung pathogener Mikroorganismen. Führende europäische Forschungseinrichtungen haben ihre Kompetenzen im *Network of Excellence* (NoE) *Euro-PathoGenomics* gebündelt.[96] An der *Joint Programming Initiative* „The Microbial Challenge – An Emerging Threat to Human Health" beteiligen sich 15 Staaten. Im Rahmen dieser Initiative untersuchen Wissenschaftler die Biologie und Dynamik von Resistenzen, erarbeiten Strategien zur Prävention von Resistenz-Entwicklung und evaluieren innovative Behandlungsmöglichkeiten. Verbünde im 7. EU-Forschungsrahmenprogramm bearbeiten ein breites Spektrum wissenschaftlicher Probleme hinsichtlich der Entstehung und Ausbreitung von Antibiotika-Resistenzen, suchen nach neuen Antibiotika und Targets für eine Antibiotika-Therapie sowie nach schnelleren und leistungsfähigeren Diagnostikverfahren.[97] Ausschreibungen im Arbeitsprogramm 2013 des 7. EU-Forschungsrahmenprogramms knüpfen an die 2011 veröffentlichte Resolution der EU-Kommission zur Antibiotika-Resistenz an.

Auch einige kleinere und mittlere Unternehmen (KMU) sind in der Antibiotika-Entwicklung aktiv und erfolgreich tätig. Die EU und ebenso

---

93 http://www.bmbf.de/de/16544.php (abgerufen am: 13. April 2012).
94 http://www.imi.europa.eu/ (abgerufen am: 09. August 2012).
95 http://cordis.europa.eu/projects/home_en.html (abgerufen am: 30 August 2012).
96 http://www.noe-epg.uni-wuerzburg.de/ (abgerufen am: 09. August 2012).
97 http://cordis.europa.eu/fp7/home_en.html (abgerufen am: 27. April 2012).

das BMBF fördern die Antibiotika-Forschung im Rahmen von Programmen, an denen auch KMU beteiligt sind.

Trotz der bereits existierenden Forschungsstrukturen ist mit Blick auf die Entwicklung neuer Antibiotika eine stärkere Förderung notwendig, welche es ermöglicht, Forschungsstrukturen über nationale Grenzen hinweg längerfristig zu etablieren. Insbesondere sollten die Projekte der letzten Jahre evaluiert und gute Ansätze weiter verfolgt werden.

5 Forschungsagenda

Um die Ausbreitung von Resistenzen zu verringern und neue Antibiotika zu entwickeln, sind einerseits stärkere Forschungsanstrengungen und andererseits Rahmenbedingungen erforderlich, die eine effektive Umsetzung wissenschaftlicher Erkenntnisse in die Praxis ermöglichen. Aus Sicht der Akademien sollten Forschungsaktivitäten ein breites Portfolio an Themen und Methoden abdecken, um der Problematik der Antibiotika-Resistenz von verschiedenen Seiten zu begegnen. Forschungsbedarf besteht insbesondere bei Prozessen zur Entwicklung von Assays für die Identifizierung, Validierung und Modifikation von Targets, bei der Entwicklung aussagefähiger Tiermodelle, der Umsetzung von Erkenntnissen aus der Strukturbiologie, bei Analysen zur Struktur-Wirkungsbeziehung und der medizinische Chemie.

5.1 Genomforschung

Seit über 15 Jahren ist es möglich, Gesamtgenome von Mikroorganismen zu entschlüsseln und zu analysieren. Dieser neue methodische Zugang hat die Biomedizin revolutioniert und ist auch bedeutsam für die Forschung im Bereich der Antibiotika-Resistenzen. In den letzten Jahren wurden neue Technologien entwickelt (z. B. das *Next Generation Sequencing* – NGS), die für die Resistenzforschung zugänglich gemacht werden müssen. Um dies zu ermöglichen, ist der Aufbau einer leistungsfähigen Bioinformatik notwendig. Vor allem kommt es darauf an, große Sequenzpakete zu analysieren und Funktionen zu adressieren. Besondere Bedeutung kommt der Analyse von Veränderungen in den Genomen der pathogenen Mikroorganismen zu, vor allem der Analyse von Punktmutationen. Hierbei hat die Genomforschung einen direkten Zugang zur Virulenz- und Resistenzforschung im Hinblick auf die funktionelle Analyse der Genome.

Sehr wichtig ist auch die Expression von Genen unter In-vivo- und In-vitro-Bedingungen. Hierbei spielt das *Deep Sequencing* eine Rolle, mit dessen Hilfe auch die Expression kleiner RNA-Moleküle analysiert werden kann. Dieser Zugang sollte unbedingt für die Resistenzforschung und die Analyse der Expression resistenz-relevanter Gene genutzt werden.[98]

Die Genomforschung hat mittlerweile auch die Epidemiologie revolutioniert (genomweite epidemiologische Analyse). Dieser Zugang sollte stärker für die Erforschung der Ausbreitung resistenter Erreger genutzt

---

[98] Wenzel SC & Müller R (2009).

werden. Dabei bietet es sich an, auch Methoden der Metagenomanalyse anzuwenden. Im Hinblick auf die Resistenzforschung ist es notwendig, die Expression stoffwechselrelevanter Gene zu verfolgen (Metabolomik), um neue Resistenzmechanismen zu evaluieren. Auf Basis der genannten Methoden muss daran gearbeitet werden, einfache Testsysteme zu entwickeln, um die Analyse von Antibiotika-Resistenzen schneller und sicherer möglich zu machen.

Neue Antibiotika sind aus den Erkenntnissen der Genomforschung noch nicht hervorgegangen.[99] Das liegt unter anderem an ungünstig aufgebauten Testsystemen und an der Verwendung von Substanzbibliotheken mit zu geringer Vielfalt.[100] Mit Blick auf die Erforschung neuer Antibiotika sollte deshalb mittels intelligenterer Screening-Systeme das vorhandene Potenzial der Genominformation stärker genutzt werden. Eine systematische und breit angelegte Analyse der vorhandenen potenziellen Targets ist möglicherweise ein Schlüssel für zukünftige Erfolge.

Neue Methoden der Genomforschung, wie etwa das *Genome Mining*, und Fortschritte bei DNA-Sequenzierungsverfahren erlauben eine immer detailliertere Genomanalyse von Lebensgemeinschaften komplexer ökologischer Nischen und können dazu beitragen, neue potenzielle Wirkstoffe zu identifizieren. So wurden bei der Genomanalyse von Actinomyzeten und Myxobakterien mehr als 25 Gencluster für die Produktion von Sekundärmetaboliten entdeckt.

In diesem Zusammenhang muss auch die Möglichkeit, die Genome von Wirtszellen zu analysieren in den Blick genommen werden. Beispielsweise könnten Stoffwechselfunktionen der Wirtszellen neue Angriffsorte für Wirkstoffe darstellen.

5.2 Synthetische Biologie

Dynamisch entwickelt hat sich in den letzten Jahren die Forschungsrichtung der synthetischen Biologie. Sie hat zum Ziel, Lebensprozesse im Labor nachzuvollziehen und (Mikro-)Organismen mit neuen Eigenschaften zu etablieren. Dabei kommt der Möglichkeit Bedeutung zu, große DNA-Bereiche im Labor zu synthetisieren. Neue Methoden, die hier entwickelt werden, müssen der Antibiotika-Forschung zugänglich gemacht werden. Dabei wäre die Synthese großer Stoffwechsel-Determinanten im

---

[99] Payne DJ et al (2007).
[100] Payne DJ et al (2007).

Labor zu verbessern, um so die Antibiotika-Produktion zu optimieren. Beispiele aus der Malariatherapie (Artemisininsäure) stimmen optimistisch hinsichtlich der Anwendung dieser Methoden. Darüber hinaus wird die Synthese großer DNA-Bereiche auch genutzt, um die DNA-Vakzinierung und die DNA-Therapie zu optimieren. Langfristig könnte es möglich sein, im Labor Moleküle mit neuen Eigenschaften zu studieren. Auch hierin liegen große Potenziale für die Entwicklung neuer Antibiotika.

5.3 Identifikation und Weiterentwicklung von Wirkstoffen und Targets

5.3.1 Naturstoffforschung

Mehr als zwei Drittel aller Antibiotika wurden aus Naturstoffen entwickelt oder sind selbst Naturstoffe. Daher ist zu erwarten, dass in der Natur weitere Wirkstoffkandidaten vorkommen.[101] Eine wichtige Voraussetzung für die Identifizierung dieser Kandidaten ist der Aufbau neuer Substanzbibliotheken, die eine größere strukturelle Vielfalt aufweisen als viele herkömmliche Bibliotheken. Zum Beispiel konnten interessante Verbindungen in Actinomyzeten aus Meeressedimenten isoliert werden.

Weitere hoffnungsvolle Quellen sind terrestrische und marine symbiontische Lebensgemeinschaften sowie bislang nicht ausreichend erforschte mikrobielle Genera. Neue Forschungsansätze untersuchen bakterielle Symbionten von marinen Schwämmen, Insekten und Pilzen. Aber auch Naturstoffe aus tropischen Pflanzen liefern vielversprechende Kandidaten.[102] Einige bislang wenig erforschte Gruppen wie die Myxobakterien bilden eine Vielzahl antibiotischer Naturstoffe, wie z. B. Myxopyronine, die ein breites antibakterielles Wirkspektrum besitzen, indem sie durch einen neuartigen Mechanismus spezifisch die RNA-Polymerase von Bakterien hemmen.[103]

5.3.2 Screeningverfahren

Die enormen Möglichkeiten der synthetischen Chemie erlaubten immer wieder neue Modifikationen, die ein kontinuierliches Füllen der Anti-

---

[101] Molinski TF et al (2009).
[102] Li JWH & Vederas JC (2009).
[103] Mukhopadhyay J et al (2008).

biotika-„Pipeline" gewährleisteten.[104] Die drastische Abnahme der Neuzulassungen von Antibiotika seit Mitte der 1990er Jahre zeigt jedoch, dass die Möglichkeiten, bewährte Strukturen chemisch zu modifizieren, weitestgehend ausgereizt sind. Daher ist die systematische Suche nach Produzenten potenzieller Antibiotika-Leitstrukturen zukünftig der einzig erfolgversprechende Weg, um Antibiotika-resistente Bakterien weiterhin bekämpfen zu können. Auch die Vielfalt diverser ökologischer Lebensräume lohnt eine solche Suche. Um das Potenzial der Naturstoffe zu heben und geeignete Kandidaten in Naturstoffsubstanzbibliotheken zu finden, gilt es, neue und effektivere Screeningmethoden zu entwickeln. Dabei kommt den Methoden der klassischen Mikrobiologie eine besondere Bedeutung zu.

Weitere Wirkstoffe gegen Antibiotika-resistente Bakterien sind möglicherweise unter bereits bekannten Verbindungen zu finden. Die kürzlich eingeführten Antibiotika-Klassen – Oxazolidinone, Lipopeptide und Mutiline – wurden bereits vor mehr als zwei Jahrzehnten entdeckt, aber aufgrund der damaligen Fülle der noch wirksamen Antibiotika nicht weiterentwickelt.

Auch verbesserte Screening-Systeme sowie molekularbiologische Methoden der Produktionsoptimierung von Naturstoffen können dazu beitragen, die Ausbeute bei der Suche nach neuen Wirkstoffen zu verbessern. Zum Beispiel minimiert der Einsatz von Indikatorstämmen, die mehrere Resistenzdeterminanten tragen, die Gefahr der Selektion bekannter Verbindungen und solcher, die durch Kreuzresistenz bereits unwirksam sind. Lohnenswert ist auch das Screening verschiedener Substanzbibliotheken auf antibakterielle Aktivität in Gesamtzell-Assays und nicht in einem targetgerichteten Ansatz.

Das Scheitern vieler targetbasierter Programme ließ Zweifel aufkommen, ob durch derartige Suchprogramme neuartige Verbindungen überhaupt gefunden werden können. Mit der Entwicklung neuer Testsysteme könnte die Erfolgsrate jedoch steigen. Darüber hinaus gibt es Antibiotika-Targets, die bislang nicht ausreichend untersucht wurden und wichtige Stoffwechselwege betreffen, wie die Fettsäuresynthese oder die bakterielle Zellteilung.[105]

---

104 Eine „Pipeline" ist die Summe aller Wirkstoff-Kandidaten, welche ein Pharmaunternehmen zu einem bestimmten Zeitpunkt entdeckt oder entwickelt. Definition nach Wikipedia, "Drug pipeline", http://en.wikipedia.org/wiki/Drug_pipeline (abgerufen am: 25. Oktober 2012)
105 Fabbretti A et al (2011).

Chancen bestehen auch bei der Ausschaltung von Stoffwechselfunktionen intrazellulärer Bakterien, die häufig nur noch die genetischen Voraussetzungen für einen eingeschränkten eigenen Stoffwechsel haben und die deshalb stark auf den Stoffwechsel der Wirtszellen angewiesen sind (z. B. Rickettsien, Chlamydien, Listerien). Hier könnte auch der Stoffwechsel der betroffenen Wirtszellen interessante Angriffsorte für antibakterielle Wirkstoffe bieten, die die Vermehrung, möglicherweise auch die Persistenz dieser Bakterien verhindern. Die Erforschung solcher Targets wäre eng an die Bereitschaft gekoppelt, antimikrobielle Wirkstoffe mit schmalem Erregerspektrum zu entwickeln, was vermutlich auch multiple Antibiotika-Resistenzen vermeiden könnte.

Ferner setzen strukturbasierte Modellierungsansätze voraus, dass spezifische Hemmer validierter Targets identifiziert werden. Dabei ist zu berücksichtigen, dass targetbasierte Ansätze im ersten Schritt nicht die Problematik adressieren, Zellmembrane zu überwinden. Auch hierbei haben Naturstoffe erfahrungsgemäß einen Vorteil, da sie evolutionär auf Eigenschaften hin optimiert sind, welche der Anwendung zugutekommen.

Sind neue Leitstrukturen identifiziert, muss der Aspekt der pharmazeutischen Eigenschaften der Wirksubstanzen in der Regel für den Einsatz in der Klinik optimiert werden. Dazu hat die Medizinalchemie in den letzten Jahrzehnten vielfältige Methoden entwickelt, welche die Fragen der Absorption, der Verteilung im Körper, des Metabolismus, der Ausscheidung und eventueller Toxizitäten adressieren (ADME). Diese Aktivitäten müssen unbedingt im Zusammenhang mit der Entwicklung neuer Antiinfektiva gesehen werden, da sie einen entscheidenden Beitrag zur Überführung früher Leitstruktur-Identifizierung in die klinische Anwendung leisten.

Verstärkt sollten Testsysteme entwickelt werden, die Aspekte der Virulenz, der Wirts-Pathogen-Interaktionen und der In-vivo-Essentialität berücksichtigen. Zum Beispiel ist die Verfügbarkeit bestimmter Fettsäuren oder Spurenelemente wie Eisen für das Überleben von Infektionserregern in vivo verschieden von den oftmals standardmäßig eingesetzten In-vitro-Testsystemen.[106] Metabolische Faktoren wurden bislang zu wenig untersucht, könnten aber attraktive Targets liefern. Allerdings erlauben Erreger-spezifische Stoffwechselwege meist nicht die Entwicklung von Breitspektrum-Antibiotika.

Die zu erwartenden Fortschritte bei der Erreger-spezifischen Diagnostik sollten in Zukunft auch die Entwicklung von Antibiotika mit schmalem Wirkspektrum stärken.

---

106 Brinster S et al (2009).

5.3.3 Chemische Synthese und Strukturbiologie

Eine weitere wichtige Strategie zur Weiterentwicklung von Antibiotika ist nach wie vor die Verbesserung vorhandener Wirkstoffe. Eine neue Dynamik hat dieser Zugang bekommen, weil Arzneimittel hinsichtlich ihrer Struktur analysiert wurden (u.a. mittels der Röntgenstrukturanalyse) sowie durch die Möglichkeit, Rezeptor-Ligand-Interaktionen zu modellieren. Forschungsbedarf besteht hierbei vor allem im Hinblick auf die Aufklärung von Strukturen. Die Medizinalchemie, die in den letzten Jahren eine Renaissance erfahren hat, stellt hierfür neue Verfahren der chemischen Synthese zur Verfügung. Mithilfe bildgebender Verfahren ist es außerdem möglich, die dynamischen Prozesse der Wirkung von Antibiotika optisch zu verfolgen.

Alle zwischen den 1960er Jahren und dem Jahr 2000 zugelassenen Antibiotika waren, bis auf die Carbapeneme, synthetische Derivate existierender Verbindungen (s. Kapitel 2.5.1). Erst mit Linezolid wurde im Jahr 2000 eine neue Substanzklasse, die Oxazolidinone, vor allem zur Behandlung von MRSA, in die klinische Praxis eingeführt. Bei der sogenannten Derivatisierung bleibt das antibiotisch wirksame Grundgerüst intakt und wird durch verschiedene chemische Gruppen außerhalb dieses Kerngerüstes verändert. Dadurch ergeben sich oft Unterschiede in der Wirksamkeit gegenüber verschiedenen Erregergruppen, in Resistenz-Eigenschaften sowie im pharmako-chemischen Verhalten.

5.4 Andere antibiotische Agenzien

Antimikrobielle Peptide (Defensine) oder Aptamere als wirksame antibiotische Agenzien liefern weitere Ansatzpunkte für die Entwicklung neuer Antibiotika und sollten konsequent weiter erforscht werden. Antibiotische Peptide sind in der Natur eine weit verbreitete Waffe zur Abwehr bakterieller Infektionen. Im August 2011 waren 1.399 antimikrobielle Peptide beschrieben (s. *The Antimicrobial Peptide Database*).[107] Viele besitzen eine hohe antimikrobielle Aktivität gegen verschiedene Pathogene.[108] Eine Substanz, PMX-30063, befindet sich in klinischen Phase-II-Studien.[109] Aptamere, z.B. gegen Beta-Lactamasen, könnten helfen, die

---

[107] http://aps.unmc.edu/AP/main.php (abgerufen am: 13. April 2012).
[108] Hancock RE & Patrzykat A (2002).
[109] Butler MS & Cooper MA (2011).

Wirksamkeit von Beta-Lactam-Antibiotika wiederherzustellen.[110] Bei der Anwendung von Peptiden und Aptameren gilt es, in Zukunft Probleme zu lösen, die beispielsweise die systemische Verteilung, die Stabilität und das Erreichen des Wirkortes betreffen.

5.5 Molekulare Umweltmikrobiologie

Bis auf wenige Ausnahmen stellen Antibiotika Naturstoffe dar, die von Mikroorganismen, vor allem von Bakterien und Pilzen, produziert werden. Bei den Produzenten handelt es sich häufig um Isolate aus Umwelthabitaten, vor allem um Bodenmikroorganismen, wie Actinomyzeten oder Bazillen. Neuerdings werden Naturstoffe auch vermehrt aus Schwamm- oder Korallenhabitaten isoliert. Unzureichende Kenntnisse gibt es dabei über die Rolle der Antibiotika in der natürlichen Umwelt. Es ist zu berücksichtigen, dass die Gene für die Synthese von Antibiotika oftmals gekoppelt mit resistenzspezifischen Genclustern vorliegen. Gencluster, die für Produktion, aber auch für Resistenzen kodieren, sind häufig auf mobilen genetischen Elementen, wie Plasmiden, Genominseln oder Transposons lokalisiert. Welche Rolle die Antibiotika selbst auf Gentransferprozesse haben, ist nur ansatzweise verstanden. Fest steht, dass der horizontale Gentransfer zwischen Bodenmikroorganismen und Stämmen, die medizinische Bedeutung haben, eine große Rolle bei der Ausbreitung von Antibiotika-Resistenzgenen spielt. Auch diese Prozesse sind, soweit sie in natürlichen Umwelthabitaten vorkommen, noch weitestgehend unverstanden.

Neben der Analyse einzelner Mikrobenstämme, die die Produktion von und die Resistenz gegen Antibiotika determinieren, stellt das umfassende Studium von Umweltkonsortien, unter anderem mithilfe der Metagenomanalyse, eine weitere Herausforderung für die Antibiotika-Forschung dar. So könnten beispielsweise Aussagen zur Bedeutung von Antibiotika in Umwelthabitaten gemacht werden. In diesem Zusammenhang ist auch die Analyse der biologischen Wirkung von subinhibitorischen Antibiotika-Konzentrationen auf den Gentransfer, aber auch auf den Stoffwechsel und das Zusammenspiel von Mikroben in den Habitaten von Bedeutung. Durch die umfassende molekulare Analyse von Umweltkonsortien wäre es so möglich, mehr über die natürliche Bedeutung von Antibiotika zu erfahren, um so die Ausbreitung von Resistenzgenen besser zu verstehen und in der Perspektive auch beeinflussen zu können.

---

110 Kim SK et al (2009).

5.6 Ökologische Aspekte der Antibiotika-Resistenzentwicklung und der Wirtsflora

Zukünftig sollten auch die Auswirkungen von Antibiotikagaben auf den Wirt intensiver untersucht werden. Die übermäßige Verwendung von Antibiotika fördert nicht nur Resistenzen, sondern bewirkt zudem Veränderungen der Gesamtheit der körpereigenen mikrobiellen Flora. Langfristig könnte dies auch Erkrankungen wie Diabetes, Fettleibigkeit, Allergien oder chronisch entzündliche Darmerkrankungen fördern.[111] In diesem Zusammenhang spielt auch der Einsatz von Probiotika eine Rolle. Derartige Mikroben sind in der Lage, als apathogene Stämme Krankheitsprozesse zu beeinflussen und zum physiologischen Gleichgewicht vor allem der Darmflora beizutragen.

Metagenomische Methoden wandten Wissenschaftler in den vergangenen Jahren an, um die natürliche physiologische Flora des Menschen und der Maus hinsichtlich der Zusammensetzung der anzüchtbaren und nicht anzüchtbaren Bakterien zu analysieren. Damit ließ sich die Gesamtheit der Genome (Mikrobiom) und Arten (Mikrobiota) bestimmen. Auch die zeitlichen Schwankungen, die Diätabhängigkeit und der Effekt von Antibiotika auf die mikrobielle Flora wurden erfasst.[112] Darüber hinaus konnte erstmalig die protektive Mikroflora (Schutz vor Salmonellen oder *Clostridium difficile*) genauer definiert werden.[113] Es gelang zudem der Nachweis, dass insbesondere das Kolonmilieu den horizontalen Genaustausch über Plasmide und Phagen zwischen Bakterien besonders begünstigt.[114]

Ausgehend von diesen Erkenntnissen gibt es nun Möglichkeiten, die Gesamtheit der Resistenzgene (das Resistom der Mikrobiota) sowie die Gesamtheit der fakultativ-pathogenen Erreger der Darmflora von Krankenhauspatienten im Voraus zu identifizieren. Insbesondere sollten Vancomycin-resistente Enterokokken und extra-intestinal-pathogene *E. coli* (Pathotyp ExPEC) erfasst werden. Ähnlich wie die Differenzierung von *E. coli* in mehr als zehn verschiedenen Pathotypen erfolgreich erarbeitet wurde, besteht jetzt die Möglichkeit, auch die übrigen im Darm vorkommenden Arten der Familie der Enterobakterien nach Pathotypen zu differenzieren und ihr nosokomiales Pathogenitätspotenzial vorherzusagen.

---

111 Blaser M (2011).
112 Costello EK et al (2009); Buffie CG et al (2012); Jernberg C et al (2007); Jakobsson HE et al (2010); Blaser M (2011).
113 Blaser M (2011); Stecher B & Hardt WD (2011).
114 Stecher B (2012).

Für die Infektionsmedizin ließe sich so das Risiko von Krankenhauspatienten für endogene Infektionen einschließlich Antibiotika-Resistenzen vorherbestimmen.[115]

Die Mechanismen des horizontalen Gentransfers wie Transposition, Transformation, Transduktion und Konjugation sind schon seit vielen Jahren bekannt. Wichtige daraus resultierende Fragen knüpfen sich an die Mechanismen des Selektionsdrucks, die Induktoren der Genausbreitung und Persistenz sowie an die Möglichkeiten, diese Mechanismen zu kontrollieren oder zu unterbinden.

Inzwischen wurde experimentell belegt, dass subinhibitorische Antibiotika-Konzentrationen, wie sie im Abwasser von Industrieanlagen und Klärwerken auftreten, zur Selektion Antibiotika-resistenter Bakterien beitragen.[116] Darüber hinaus können subinhibitorische Konzentrationen von Antibiotika über die Bildung von Sauerstoffradikalen die Mutationsrate erhöhen und damit z. B. das Substratspektrum von Beta-Lactamase erweitern und sogar den horizontalen Transfer von Resistenzgenen auslösen.[117] Neuesten Erkenntnissen zufolge ist konjugativer Plasmidaustausch im entzündlichen Darm (z. B. bei Salmonellose) besonders effizient.[118] Diese Beobachtungen geben Anlass dazu, traditionelle Therapieempfehlungen für Antibiotika zu überprüfen, die als Monotherapie und häufig in Unterdosierung etabliert sind.

Deshalb fordern Mikrobiologen neben Antibiotika zur direkten Eliminierung der Erreger auch Mittel zur Kontrolle der Ausbreitung von Antibiotika-Resistenzen (Penetranz, Promiskuität, Persistenz und Plastizität).[119] Mittel gegen diese vier „P" werden als *Eco-Evo Drugs* bezeichnet. Sie sollen die Modifikation, Neuentstehung und Ausbreitung von Antibiotika-Resistenz in der Umwelt eingrenzen. Zu diesem Zweck wurden bereits Plasmidkonjugationshemmer, Bakteriozine und Phagen in vitro eingesetzt.[120] Dieser Weg klingt vielversprechend und könnte bei Patienten die Mikrobiota des Gastrointestinaltraktes – der Hauptumschlagplatz von Antibiotika-Resistenz – unter Kontrolle bringen.

---

[115] Littmann DR & Pamer EG (2011).
[116] Aminov RI (2009); Davies J et al (2006); Gullberg E et al (2011).
[117] Kohanski MA et al (2010).
[118] Stecher B et al (2012).
[119] Baquero F et al (2011).
[120] Baquero F et al (2011); Lujan SA et al (2007).

5.7 In-vitro-Empfindlichkeit versus In-vivo-Wirksamkeit

Die Antibiotika-Resistenz-Testung bakterieller Patientenisolate erfolgt nach standardisierten In-vitro-Methoden (Nähragar oder -lösung) unter aeroben Bedingungen und exponentiellem Wachstum. Diese konventionellen Testmethoden entsprechen nur selten den Wachstumsbedingungen der Erreger in vivo. Hierbei handelt es sich nicht nur um ein pharmakokinetisches Problem, sondern vielmehr darum, die unterschiedlichen Wachstumsbedingungen und Zustände der bakteriellen Infektionserreger im Patienten zu berücksichtigen.[121]

Bakterien können sich intrazellulär oder extrazellulär vermehren, sie können planktonisch/dispers oder biofilmartig in Mikrokolonien im Gewebe wachsen. Die Sauerstoffspannung am Infektionsort (aerob, microaerophil, anaerob) sowie das Nährstoffangebot bestimmen den Stoffwechsel (Metabolismus) und den Aufbau der äußeren Hülle der Bakterien und damit auch die Empfänglichkeit für Antibiotika. Diese Parameter werden bei der konventionellen Antibiotika-Resistenz-Testung nicht berücksichtigt. Dies beeinträchtigt den prädiktiven Wert der In-vitro-Antibiogramme, wodurch sich das Versagen von Therapien erklären lässt.[122]

Um die Antibiotika-Therapie von *Pseudomonas*-Infektionen bei Mukoviszidose/Zystischer Fibrose (CF) zu verbessern, haben Wissenschaftler bereits überzeugende Vorarbeiten geleistet: Sie passten Antibiotika-Resistenz-Testmedien an den CF-Bronchialschleim an, schufen anaerobe Bedingungen und berücksichtigten die Biofilmbildung.[123] Auch für endogene Infektionen mit *E. coli* (vom intestinalen Kommensalen zum Erreger von Harnwegsinfektion bzw. Sepsis) liegen erste Daten über einen veränderten Metabolismus und Lebenszyklus im extra-intestinalen Milieu vor.[124]

Chronische und wiederkehrende (rezidivierende) Infektionen treten nicht selten trotz Antibiotika-Therapie auf. Hierfür werden Persister-Bakterien verantwortlich gemacht, die einen stark reduzierten Metabolismus haben und sich deshalb der Antibiotika-Therapie entziehen können. Erste metabolische Untersuchungen haben gezeigt, dass durch die Fütterung von *Escherichia-coli*-Persistern mit Glucose oder Pyruvat die Wirkung von Aminoglykosid stark ansteigt.[125]

---

121 Brown SA et al (2008).
122 Brook I & Gilmore JD (1993).
123 Sriramulu DD et al (2005); Hill D et al (2005); Dubreuil L & Odou MF (2010).
124 Alteri CJ & Mobley HL (2012).
125 Allison KR et al (2011).

Diese neuen Ansätze, die den Metabolismus und die Lebensweise des Erregers unter Infektionsbedingungen (z. B. Mausinfektionsmodell) berücksichtigen, sind vielversprechend hinsichtlich neuer Therapiestrategien und Antibiotika-Resistenz-Testverfahren.[126]

Darüber hinaus ist es notwendig, klinische Analysen von Therapieversagen, z. B. auf Intensivstationen oder bei der Behandlung von Implantatinfektionen zu verbessern, etwa durch interdisziplinäre Kooperationen zwischen Infektiologen, Mikrobiologen und Pharmazeuten.

Aufgrund der positiven Erfahrungen mit der Verzögerung zukünftiger Resistenzbildungen nach der Einführung neuer antibiotischer Substanzen in die Tuberkulose- und HIV-Therapie besteht großer Forschungsbedarf zum vorrangigen Einsatz neuer Antibiotika als Kombinationstherapeutika zu bestehenden Therapieregimen. Die Auswirkungen dieser Strategie auf die Resistenzbildung auch bei Kurzzeitbehandlungen von Infektionen sind bisher weitgehend unerforscht.

5.8 Nebenwirkungen von Antibiotika: Wirkung auf das Immunsystem und auf die Erregervirulenz

Pharmakotoxische Nebenwirkungen von Antibiotika, wie auf dem Beipackzettel aufgeführt (z. B. Nephro- und Ototoxizität von Aminoglykosiden), werden in der Regel beachtet. Weniger bekannt sind die entzündungshemmenden oder immunsuppressiven Wirkungen von Antibiotika, die eine erfolgreiche Infektionstherapie vortäuschen können.

So wirkt Doxycyclin zum Beispiel als Hemmer von Metalloproteasen, als *scavenger* (d. h. als Auskehrer) für Sauerstoffradikale und als Neuroprotektivum, indem es den programmierten Zelltod hemmt.[127] Ähnliche antiinflammatorische Wirkungen haben Makrolid-Antibiotika.[128] Dagegen sind die immunmodulatorischen Wirkungen von Fluorchinolonen komplexer und noch wenig verstanden. Sie können die Blutbildung (Hämatopoese) steigern, eine Form des programmierten Zelltods (Apoptose) und die Ausschüttung des Signalstoffs TNF (Tumornekrosefaktor) hemmen sowie die Synthese des Botenstoffs Interleukin-2 bewirken.[129]

Die Wirkung von Antibiotika auf Bakterien kann bakterizid oder bakteriostatisch sein. Bakterizid wirkende Antibiotika führen zur Bak-

---

[126] Lee HH & Collins JJ (2012).
[127] Griffin MO et al (2011).
[128] Amsden GW (2005).
[129] Dalhoff A & Shalit I (2003).

teriolyse und zur Freisetzung von Substanzen, sogenannte *microbial/ pathogen associated molecular pattern* (MAMP/PAMP), die z. B. über Toll-like-Rezeptoren (TLRs) proinflammatorische oder antiinflammatorisch wirkende Zytokine und Chemokine auslösen, die die Symptomatik der Infektion und das Ausmaß der Organschädigung bestimmen.[130] Bisher beschränkten sich die Untersuchungen auf Zellkulturmodelle und artifizielle Maus-Infektionsmodelle. Nur in wenigen Fällen wurden Vergleiche mit definierten Knockout-Mäusen (z. B. TLR4$^{-/-}$, Myd88$^{-/-}$) durchgeführt.[131] Da mittlerweile Knockout-Mausmodelle für alle bekannten PAMP-Rezeptoren und Signaltransduktionskomponenten zur Verfügung stehen, sollten die Auswirkungen einer Antibiotika-Therapie auf die angeborene Immunantwort der Infektionen in der Maus mit angepassten Modellerregern gezielt untersucht werden. Solche Untersuchungen könnten auch die Basis für eine personalisierte Therapie von Infektionskrankheiten sein, z. B. wenn Defekte im TLR-System bekannt sind.

Ein weiterer Aspekt der Erforschung der Antibiotika-Wirkung befasst sich mit der regulativen Wirkung subinhibitorischer Konzentrationen auf die Virulenzexpression. Das klassische Beispiel dafür ist die Shigatoxin(ST)-Induktion bei enterohämorrhagisch wirkenden *Escherichia coli* (STEC, EHEC, HUSEC) durch die Gabe von Antibiotika.[132] Besonders subinhibitorische bakterizid wirkende Antibiotika erzeugen eine Stressantwort (inklusive SOS-Antwort), die zu einer Aktivierung von Prophagen-Genen (inklusive stx-Gen) führt. Darüber hinaus deuten Micro-Array-Transkriptom-Analysen bakterieller Erreger nach subinhibitorischer Antibiotika-Behandlung auf eine komplexe Genregulation hin, die die Pathogenität und Entwicklung der Antibiotika-Resistenz beeinflusst.[133]

5.9 Hemmung von Virulenzfaktoren

Eine alternative Strategie zum herkömmlichen Ansatz, Bakterien durch Antibiotika abzutöten, zielt auf die Hemmung (Inhibition) von Virulenzfaktoren. Diese Strategie lohnt, intensiver erforscht zu werden, da die spezifische Hemmung von Toxinen oder Adhäsinen eines Erregers eine Infektion möglicherweise verhindert oder abschwächt, ohne nützliche

---

130 Ginsburg I (2002); Vianna RC et al (2004).
131 Trautmann M et al (2010); Weighardt H & Holzmann B (2007).
132 McGannon CM et al (2010); Mellmann A et al (2011).
133 Davies J et al (2006); Fajardo A & Martínez JL (2008).

Bakterien zu schädigen. Diese Strategie unterstützt natürliche Abwehrmechanismen und würde weniger Nebenwirkungen verursachen.[134]

Vor allem bei Erregern, bei denen ein einzelner Virulenzfaktor für die Auslösung der Krankheit essenziell ist, könnte ein derartiger Ansatz erfolgreich sein. Neben der Disposition der Patienten ist bei vielen nosokomialen Erregern eine Reihe von Virulenzfaktoren am Infektionsgeschehen beteiligt, sodass das Ausschalten eines einzelnen Faktors kaum erfolgversprechend sein dürfte. Voraussetzung für einen solchen Therapieansatz ist jedoch eine schnelle und zuverlässige Diagnostik, die nicht nur den Erreger zweifelsfrei identifiziert, sondern auch die entsprechenden Virulenzfaktoren. Moderne chipbasierte Diagnostiksysteme könnten dies gewährleisten, sind allerdings gegenwärtig noch nicht verfügbar.

5.10 Sozio-ökonomische Forschung

Die sozio-ökonomischen, rechtlichen und ethischen Rahmenbedingungen für die Entwicklung neuer Antibiotika sollten stärker erforscht, Hemmnisse identifiziert und Lösungswege aufgezeigt werden. Maßnahmen sollten verstärkt vorausschauend und rückblickend evaluiert werden. Ferner kann sozio-ökonomische Forschung dazu beitragen, Maßnahmen zur schnelleren und effizienten Entwicklung und Anwendung von Antibiotika zu entwickeln. Weiterhin sollten Schwerpunkte auf das Design adäquater Anreizmechanismen und die Untersuchung ihrer Wirkungen gelegt werden, sowie auf ein besseres Verständnis des Entscheidungsverhaltens von Anwendern und Produzenten. Eine große Bedeutung für die schnelle Umsetzung wissenschaftlicher Erkenntnisse in die klinische Praxis kommt den klinischen Studien und der Versorgungsforschung zu.

---

[134] Cegelski L et al (2008).

6 Voraussetzungen für die Entwicklung und Anwendung neuer Antibiotika

6.1 Anreize für die Erforschung und Entwicklung von Antibiotika

Die Erfahrungen der letzten 20 Jahre legen den Schluss nahe, dass der Markt alleine nicht in der Lage ist, das Problem mangelnder Erforschung und Entwicklung von Antibiotika zu lösen. Deshalb wurde eine Reihe von Anreizmodellen diskutiert, um die Industrie zur Rückkehr zur Antibiotika-Forschung und -Entwicklung zu bewegen.[135]

Eine staatlich garantierte Abnahmemenge eines Produktes käme z. B. für Vakzine oder Bioterrorismus-relevante Wirkstoffe infrage. Zudem könnte der Staat vermehrt Initiativen von nicht profitorientierter Forschung und von Privatinvestitionen fördern. Einige Stiftungen, wie z. B. die Bill und Melinda Gates-Stiftung, stellen insbesondere für die Entwicklung von Impfstoffen gegen AIDS, Malaria und Tuberkulose namhafte Beträge zur Verfügung. Anzustreben ist ein Engagement weiterer *Public Private Partnerships* und Stiftungen für die Antibiotika-Forschung. Steueranreize könnten die Pharmazeutische Industrie zu Investitionen in die eigene Antibiotika-Forschung bewegen.

Darüber hinaus ist es essenziell, sowohl die Grundlagenforschung als auch die angewandte Forschung in einem ausgewogenen Verhältnis und in wesentlichem Umfang öffentlich und privat zu fördern. Auch sollten Kooperationen zwischen Industrie und akademischer Forschung verstärkt gefördert werden. Diese Modelle schließen sich gegenseitig nicht aus, sondern bieten die Möglichkeit, Bestandteile miteinander – auch auf internationaler Ebene – zu kombinieren.

Der europäische Akademienverbund EASAC schlägt eine Reihe von Maßnahmen für die Bereiche vor, die Legislative Organe, regulatorische Stellen sowie Fördereinrichtungen aufgreifen könnten, um Innovationen im Bereich der Antibiotika-Entwicklung zu fördern (s. Anhang 11.2).[136]

Umstrukturierungen innerhalb von Unternehmen infolge des Rückzugs aus der Erforschung und Entwicklung von Antibiotika haben zum Verlust von Expertise geführt, der kaum rückgängig zu machen ist. Auch langjährige Partnerschaften zwischen akademischen Gruppen und An-

---

[135] Dieses Unterkapitel basiert auf EASAC (2007) ausgehend von IDSA (2004) und Nathan C & Goldberg FM (2005).
[136] EASAC (2007).

wendern wurden aufgegeben. Deshalb sollten die bestehenden und etablierten Strukturen der Antibiotika-Forschung und -Entwicklung erhalten und ausgebaut werden.

6.2 Klinische Forschung

Klinische Forschung ist eine notwendige Voraussetzung, um neue Antibiotika schnell in die Anwendung zu bringen. In Deutschland und der EU wurden hierzu in den letzten Jahren entsprechende Initiativen gestartet, so dass sich die Situation deutlich verbessert hat Die DFG fördert zum Beispiel mit den Klinischen Forschergruppen (translationale) klinische Forschungsverbünde und die dauerhafte Einrichtung von Arbeitsgruppen in klinischen Einrichtungen.[137] Klinische Studien werden mittlerweile an fast allen medizinischen Fakultäten in koordinierter Form durchgeführt. Mit Mitteln des BMBF wurden zwischen 1999 und 2012 Koordinierungszentren für Klinische Studien eingerichtet, die dauerhaft alle Abläufe klinischer Studien unterstützen sollen und die Qualität der klinischen Forschung an den Universitäten weiterentwickeln sollen.[138] Allerdings verfügen die Koordinierungszentren über keine eigenen Mittel, um Studien, welche von unabhängigen Wissenschaftlern an universitären oder außeruniversitären Einrichtungen initiiert werden (*Investigator initiated trials* – IIT), zu finanzieren. Öffentliche Fördermittel, z. B. des Bundesministeriums für Bildung und Forschung, sollten für diesen Zweck bereitgestellt werden. Die Studien sollten ferner unkomplizierter und zügiger genehmigt werden.

Probleme mit der Finanzierung in allen Studienphasen legen nahe, neue Wege bei der Finanzierung zu gehen. Die Finanzierung klinischer Studien in den Phasen II und III ist nur in Kooperation mit der Industrie möglich. Die finanziellen Risiken durch die aufwändigen und teuren klinischen Phase-III-Studien sollten aber nicht allein bei den Unternehmen liegen, sondern gemeinsam von Industrie und öffentlicher Hand getragen werden. Zu überlegen wäre auch, ob Modelle öffentlich-privater Partnerschaften weiterentwickelt werden, bei denen die Kosten klinischer Studien aus öffentlichen Mitteln gedeckt, bei kommerzieller Nutzung aber anteilsmäßig wieder zurückerstattet werden.

---

[137] http://www.dfg.de/foerderung/programme/koordinierte_programme/klinische_forschergruppen/index.html (abgerufen am: 10. August 2012).
[138] http://www.bmbf.de/de/1173.php (abgerufen am: 10. August 2012).

Öffentliche Förderprogramme sollten ebenfalls für die Versicherungskosten klinischer Studien aufkommen. Zentren für klinische Forschung stellen die Ausbildung von Fachpersonal sicher, bieten die notwendige Infrastruktur und stellen auch teilweise Fördermittel für erste klinische Studien bereit. Die Mittelvergabe an solche Zentren klinischer Forschung sollte evaluiert werden, in Abhängigkeit von der Qualität und Innovationskraft der an diesen Zentren organisierten klinischen Forschung.

Den meisten kleineren Firmen fehlt es an Expertise über die gesamte Wertschöpfungskette der Medikamentenentwicklung. Viele Venture-Capital-Gesellschaften betrachten das Risiko, in den Bereich der Antibiotika-Entwicklung zu investieren, als zu hoch. Daher sind alternative Investitionsmöglichkeiten auf EU- oder Länderebene sowie Anreize über Steuererleichterungen mögliche Ansätze für die Finanzierung von Antibiotika-Projekten. Um mögliche Haftungsrisiken für die Hersteller neuer Antibiotika zu begrenzen, sollte sich die öffentliche Hand an den Haftungsrisiken beteiligen.

6.3 Zulassungsprozesse

Der Zulassungsprozess für Antibiotika war in der Vergangenheit im Vergleich zu anderen Medikamenten schnell. Allerdings sind die Anforderungen der Regulierungsbehörden weiter gestiegen, vor allem, was klinische Studien betrifft.

So fordert die FDA bei Neuentwicklungen von Medikamenten inzwischen einen Überlegenheitsnachweis (*superiority*) des neuen Wirkstoffes gegenüber den gegenwärtig eingesetzten Vergleichssubstanzen.[139] Dies bedeutet für die Unternehmen, dass sie in klinischen Phase-III-Studien deutlich mehr Patienten einbeziehen müssen, wodurch die Kosten der Studien und deren Dauer deutlich steigen. Viele Pharmaunternehmen wollen oder können diesen finanziellen Aufwand nicht erbringen.

Der Überlegenheitsnachweis bei neuen Antibiotika gegenüber zurzeit verfügbaren Substanzen ist aufgrund der oben beschriebenen Resistenzentwicklungen ein zu hohes Therapieziel. Stattdessen sollten in dieser Situation mehrere Substanzen mit ähnlicher Wirksamkeit zur Verfügung stehen. Es sollte berücksichtigt werden, dass die zukünftige Resistenzentwicklung nicht kalkulierbar ist und dass individuell seltenere Risiken auftauchen könnten (Allergien, Medikamenteninteraktionen etc.). Als Therapieziel für die Genehmigung insbesondere neuer Therapieprinzipien

---

[139] Marra A (2011).

und neuer Substanzklassen sollte zukünftig ein Wirksamkeitsnachweis ausreichen.

Eine Zulassung neuer Antibiotika, zunächst nur im Rahmen von Kombinationsregimen, könnte die Entwicklung von Resistenzen vermeiden oder zumindest verzögern. Diese Therapie, die bei Tuberkulose und HIV gängig ist, verspricht kurzfristig keine hohen Renditen. Allerdings würden ihre Renditeerwartungen steigen, wenn sich dadurch die Entwicklung von Resistenzen mittel- bis langfristig vermeiden oder hinauszögern ließe.

7 Empfehlungen

Angesichts der vorab beschriebenen Situation hat die Akademie der Wissenschaften in Hamburg das Thema „Antibiotika-Resistenz" aufgegriffen und gemeinsam mit der Nationalen Akademie der Wissenschaften Leopoldina am 25. und 26. Februar 2011 einen Workshop mit dem Thema „Warum brauchen wir neue Antibiotika (und bekommen keine)?" veranstaltet. Die Arbeitsgruppe „Infektionsforschung und Gesellschaft" der Akademie der Wissenschaften in Hamburg und Experten der Nationalen Akademie der Wissenschaften Leopoldina führten im Anschluss daran die Ergebnisse des Workshops in der vorliegenden Stellungnahme zusammen. Die Akademien geben die folgenden Empfehlungen.

Empfehlung 1: Stärkung der Grundlagenforschung
Eine breit angelegte Grundlagenforschung zur Entstehung, Verbreitung und Verhinderung von Resistenzbildung sowie zur Entwicklung neuer Antibiotika ist unabdingbar. Die in dieser Stellungnahme diskutierten Forschungsfelder sollten prioritär bearbeitet werden. Dabei kommt den Methoden der klassischen Mikrobiologie eine große Bedeutung zu.
Besonders wichtige Punkte sind:
- Identifizierung neuer Targets mittels funktioneller Genomforschung und metagenomischer Ansätze
- Entwicklung neuer und effektiverer Screeningmethoden und Aufbau leistungsfähiger Substanzbibliotheken
- Isolierung und Züchtung von Mikroben, u. a. aus Umwelthabitaten als Quelle neuer Wirkstoffe
- Analyse zur Bedeutung des Wirtsmikrobioms (Metagenom) bei der Entstehung und Weitergabe von Resistenzen
- Aufklärung der klinischen und molekularen Mechanismen der Resistenz in vivo

Empfehlung 2: Verbesserung der strukturellen Voraussetzungen für Innovationen
Bevorzugt sollten Antibiotika entwickelt werden, die neue Zielstrukturen angreifen oder bislang nicht beteiligte Stoffwechselwege hemmen. Dabei kommt der Entwicklung einer stabilen Produkt-„Pipeline" eine besondere Bedeutung zu. Eine dafür notwendige Voraussetzung ist der Erhalt und Ausbau der Infrastruktur zur Erforschung und Entwicklung neuer Antibiotika. Ferner ist es wichtig, Kooperationen zwischen Industrie und akademischer Forschung zu erleichtern und zu stärken, um Ressourcen

der Grundlagenforschung effizienter mit den vielfältigen Anforderungen der pharmazeutischen Produktentwicklung zu verknüpfen.

Unabdingbar ist auch die weitere internationale Koordination von Maßnahmen zwischen Regierungen und der Industrie. Öffentliche Anreizmodelle sollten etabliert werden, um eine Rückkehr der Industrie zur Erforschung und Entwicklung von Antibiotika zu fördern. Um die Industrie dazu zu veranlassen, genügend Reserve-Antibiotika vorzuhalten, sollten sogenannte „Rückhalteprämien" eingeführt werden. Die finanziellen Risiken für die aufwändigen und teuren klinischen Phase-III-Studien sollten gemeinsam von Industrie und öffentlicher Hand getragen werden.

Trotz der bereits existierenden Netzwerke ist mit Blick auf die Entwicklung neuer Antibiotika eine stärkere Förderung notwendig, welche es ermöglicht, Forschungsstrukturen über nationale Grenzen hinweg längerfristig zu etablieren. Insbesondere sollten die Projekte der letzten Jahre evaluiert und gute Ansätze weiter verfolgt werden.

Empfehlung 3: Erleichterungen für die klinische Forschung
Klinische Studien zur Dauer effektiver Antibiotika-Therapien, zum Nutzen unterschiedlicher Therapieregime und zum Einfluss auf die Resistenzentstehung sollten verstärkt durchgeführt und finanziell unterstützt werden. Eine zentrale Rolle bei der Überführung neuer Wirkstoffe in die klinische Anwendung spielen translationale Forschungsansätze, die ebenfalls stärker gefördert werden sollen.

Studien, die von unabhängigen Wissenschaftlern an universitären oder außeruniversitären Einrichtungen initiiert werden (*Investigator-initiated trials* – IIT), sollten unkomplizierter und schneller geprüft und gegebenenfalls genehmigt und durch öffentliche Förderprogramme unterstützt werden.

Zentren für klinische Studien sollten die Ausbildung von Fachpersonal sicherstellen, die notwendige Infrastruktur und auch Fördermittel für erste klinische Studien bereitstellen. Die Mittelvergabe an solche Zentren klinischer Forschung sollte evaluiert werden, in Abhängigkeit von der Qualität und Innovationskraft der an diesen Zentren organisierten klinischen Forschung. Modelle der *Private Public Partnership* sollten weiterentwickelt werden, bei denen die Kosten klinischer Studien aus öffentlichen Mitteln gedeckt, aber bei kommerzieller Nutzung anteilsmäßig wieder zurückerstattet werden und die öffentlichen Fördereinrichtungen an den Erlösen angemessen beteiligt wird.

Empfehlung 4: Weiterentwicklung der regulatorischen Rahmenbedingungen

Der Überlegenheitsnachweis bei neuen Antibiotika gegenüber zurzeit verfügbaren Substanzen ist aufgrund der beschriebenen Resistenzentwicklungen ein zu hohes Therapieziel. Stattdessen sollten mehrere Substanzen mit ähnlicher Wirksamkeit zur Verfügung stehen. Es sollte berücksichtigt werden, dass die zukünftige Resistenzentwicklung nicht kalkulierbar ist und dass individuell seltenere Risiken auftauchen könnten (z. B. Allergien, Medikamenteninteraktionen). Als Therapieziel für die Genehmigung insbesondere neuer Therapieprinzipien und neuer Substanzklassen sollte zukünftig ein Wirksamkeitsnachweis ausreichen.

Diese Problematik der Entwicklung von Antibiotika-Resistenzen sollte in den regulatorischen Anforderungen berücksichtigt werden. Die Zulassung neuer Antibiotika, zunächst nur im Rahmen von Kombinationsregimen, sollte ermöglicht werden, da dies dazu beitragen könnte, die Entwicklung von Resistenzen zu vermeiden oder zumindest zu verzögern. Regulatorische Vorschriften für die Entwicklung und Zulassung neuer Antibiotika sollten klar formuliert werden. Sehr zu begrüßen wären auch vereinfachte regulatorische Standards sowie ein beschleunigtes Zulassungsverfahren, insbesondere von Neuentwicklungen gegen besonders kritische Erreger.

Empfehlung 5: Einschränkung des Einsatzes von Antibiotika in der Tiermedizin und im Pflanzenschutz

Antibiotika sollten möglichst nur nach klinischer Diagnose und basierend auf den Ergebnissen von Resistenztests zielgerichtet eingesetzt werden. Dabei muss sichergestellt sein, dass der zu bekämpfende Erreger bakterieller Natur ist. Die Anwendung von Antibiotika sollte nur nach tierärztlicher Verordnung erfolgen. Tierpathogene Bakterien und Zoonose-Erreger sollten kontinuierlich überwacht werden. Die fortlaufende Erhebung von Resistenzdaten, wie sie in Deutschland bereits gängige Praxis ist, ist dabei auszuweiten. Die von der Bundesregierung im September 2012 vorgeschlagenen Maßnahmen zur Reduzierung des Antibiotika-Einsatzes in der Tierhaltung sind deshalb zu begrüßen. Insbesondere die Erfassung von Daten zur Therapiehäufigkeit in einer zentralen Datenbank gibt den Behörden ein Instrument an die Hand, welches es erstmalig ermöglicht, den Einsatzes unterschiedlicher Antibiotikagruppen zur Bekämpfung von Infektionen bei den unterschiedlichen Tierarten deutschlandweit zu erfassen.

Beschäftigte in der Landwirtschaft und in der Lebensmittelindustrie sollten im Rahmen von Fortbildungsmaßnahmen darüber aufgeklärt werden, wie Antibiotika-Resistenzen entstehen und welche Maßnahmen ihre Entstehung verringern. Intensiver erforscht werden sollte auch, welche Auswirkungen der Einsatz von Antibiotika in der Tierhaltung und im Pflanzenschutz auf die Entstehung und Ausbreitung Antibiotika-resistenter Bakterien hat und wie sich die Übertragung pathogener Bakterien von Nutztieren auf den Menschen auswirkt.

Empfehlung 6: Konsequente Durchführung einer Surveillance, Antibiotika-Verbrauchserfassung und -reduktion, Förderung der Aus- und Weiterbildung
Regelmäßig sollte eine Surveillance von Resistenzraten wichtiger Erreger auf allen Ebenen erfolgen: lokal bis weltweit und bereichsübergreifend in Klinik, Ambulanz und Tierzucht. Die Erhebungsdaten sollten jährlich veröffentlicht werden. Eine solche regelmäßige Erfassung bedarf einerseits der Kooperation der beteiligten Akteure auf allen Ebenen. Andererseits sollten standardisierte einheitliche Testsysteme und Grenzwerte für diagnostische Labors definiert und eingeführt werden. Neben pathogenen Erregern sollten auch kommensale Bakterien fortlaufend beobachtet werden. Behandlungsempfehlungen für den klinischen und ambulanten Bereich sollten durch die dafür zuständigen Gremien, insbesondere die Kommission für Antiinfektiva, Resistenz und Therapie (ART) beim Robert Koch-Institut, auf Basis der erhobenen Resistenzinformationen weiter erstellt und breit zugänglich gemacht werden.

Die Akademien begrüßen den mit der Deutschen Antibiotika-Resistenzstrategie (DART) eingeschlagenen Weg. Mit der Änderung des Infektionsschutzgesetzes im Sommer 2011 wurden notwendige Maßnahmen ergriffen, um Antibiotika rationaler einzusetzen und Infektionserkrankungen zu vermeiden. Diese Maßnahmen sollten konsequent fortgeführt werden und zur Reduktion nosokomialer Infektionen sowie zur Prävention von Infektionen beitragen. Sie sollten deshalb konsequent in ihrer Entwicklung und Umsetzung gefördert werden. Auswirkungen von Maßnahmen sollten verstärkt durch Monitoring-Aktivitäten dokumentiert und überprüft werden. Epidemiologische Studien und Untersuchungen zur Übertragung von Resistenzgenen sollten die Monitoring-Aktivitäten begleiten.

Insbesondere sollte der Verbrauch von Antibiotika im klinischen und ambulanten Bereich umfassend erfasst und analysiert werden. Prophylaktische Antibiotikagaben sollten reduziert, initial-adäquate Antibiotika-Therapien dagegen häufiger eingesetzt werden. Die Koordination und Veröffentlichung von Daten zum Verbrauch von Antibiotika und zu Resistenzen auf nationaler und EU-Ebene durch das Robert Koch-Institut bzw. durch das ECDC sollten weitergeführt und ausgebaut werden. Die Repräsentativität der Datengrundlage sollte verbessert werden.

Voraussetzung für einen besseren Umgang mit Antibiotika und für die Vermeidung bzw. Verzögerung von Resistenzen ist eine Sensibilisierung aller Beteiligten im Gesundheitswesen für das Thema Antibiotika-Resistenzen. Daher sollten regelmäßige Fortbildungen eingeführt und spezifische Teams an Kliniken etabliert werden. Zudem sollte es Schulungen von Personal im Gesundheitswesen geben, die rationale Antibiotika-Therapien, ein besseres Verständnis von Resistenz-Mechanismen und die jeweils aktuelle Resistenz-Situation zum Thema haben.

Empfehlung 7: Stärkung der sozio-ökonomischen Forschung
Die sozio-ökonomischen, rechtlichen und ethischen Rahmenbedingungen für die Entwicklung neuer Antibiotika sollten stärker erforscht, Hemmnisse identifiziert und Lösungswege aufgezeigt werden. Maßnahmen sollten verstärkt vorausschauend und rückblickend evaluiert werden. Ferner kann sozio-ökonomische Forschung dazu beitragen, Maßnahmen zur schnelleren und effizienten Entwicklung und Anwendung von Antibiotika zu entwickeln. Weiterhin sollten Schwerpunkte auf das Design adäquater Anreizmechanismen und die Untersuchung ihrer Wirkungen gelegt werden, sowie auf ein besseres Verständnis des Entscheidungsverhaltens von Anwendern und Produzenten. Eine große Bedeutung für die schnelle Umsetzung wissenschaftlicher Erkenntnisse in die klinische Praxis kommt den klinischen Studien und der Versorgungsforschung zu.

Empfehlung 8: Einrichtung eines Runden Tisches zu Antibiotika-Resistenzen und neuen Antibiotika
Die Akademien empfehlen, einen Runden Tisch zu Antibiotika-Resistenzen und neuen Antibiotika unter dem Dach der Akademien der Wissenschaften unter Beteiligung des Deutschen Zentrums für Infektionsforschung (DZIF) zu etablieren. Als unabhängige Institutionen bieten die Akademien der Wissenschaften einen Rahmen dafür, gemeinsam mit den relevanten Akteuren aus Wissenschaft, Politik, Behörden und Industrie rechtzeitig auf Probleme hinzuweisen und Lösungen aufzuzeigen. Aufgabe des Runden Tisches könnte es sein, Themenfelder zu identifizieren, Handlungsbedarfe aufzuzeigen und die Forschungsagenda an aktuelle Entwicklungen anzupassen.

8 Abkürzungsverzeichnis

BMBF	Bundesministerium für Bildung und Forschung
caMRSA	community-acquired MRSA
CDC	U.S. Centers for Disease Control and Prevention
DDD	Defined daily dose
DART	Deutsche Antibiotika-Resistenz-Strategie
DFG	Deutsche Forschungsgemeinschaft
DZIF	Deutsches Zentrum für Infektionsforschung
EARS	European Antimicrobial Resistance Surveillance
EASAC	European Academies' Science Advisory Council
ECDC	European Centre for Disease Prevention and Control
EHEC	Enterohämorrhagische *Escherichia coli*
EFSA	European Food Safety Authority
EMA	European Medicines Agency
ESAC	European Surveillance of Antimicrobial Consumption
ESBL	Extended Spectrum β-Lactamase
FDA	U.S. Food and Drug Administration
F & E	Forschung und Entwicklung
HUSEC	Hämolytisch-Urämisches Syndrom auslösende *Escherichia coli*
IDSA	Infectious Diseases Society of America
KMU	Kleine und mittlere Unternehmen
MDR-TB	Multi Drug Resistant Tuberculosis
MRSA	Methicillin-resistenter *Staphylococcus aureus*
MRSE	Methicillin-resistenter *Staphylococcus epidermidis*
NIH	U.S. National Institutes of Health
OGHA	U.S. Office of Global Health Affairs
PNSP	Penicillin-resistenter *Streptococcus pneumoniae*
RKI	Robert Koch Institut
SIDA	Swedish International Development Cooperation Agency
SFB	Sonderforschungsbereich
STEC	Shiga-Toxin produzierende *E. coli*
VRE	Vancomycin-resistente Enterokokken
WHO	World Health Organization
XDR-TB	Extremely Drug Resistant Tuberculosis

9 Referenzen

Adriaenssens N, Coenen S, Versporten A, Muller A, Minalu G, Faes C, Vankerckhoven V, Aerts M, Hens N, Molenberghs G, Goossens H on behalf of the ESAC Project Group (2011) European Surveillance of Antimicrobial Consumption (ESAC): Outpatient antibiotic use in Europe and association with resistance: a cross-national database study (1997–2009). J Antimicrob Chemother 66(suppl 6):vi3–v12.

Albrich WC, Monnet DL, Harbarth S (2004): Antibiotic selection pressure and resistance in Streptococcus pneumoniae and Streptococcus pyogenes. Emerging Infectious Diseases 10(3), 514–517. http://wwwnc.cdc.gov/eid/article/10/3/03-0252.htm (abgerufen am 28. August 2012).

Alteri CJ & Mobley HL (2012): Escherichia coli physiology and metabolism dictates adaptation to diverse host microenvironments. Curr Opin Microbiol 15:3–9.

Allison KR, Brynildsen MP, Collins JJ (2011): Metabolite-enabled eradication of bacterial persisters by aminoglycosides. Nature 473:216–220.

Aminov RI (2009): The role of antibiotics and antibiotic resistance in nature. Environ Microbiol 11:2970–2988.

Amsden GW (2005): Anti-inflammatory effects of macrolides – an underappreciated benefit in the treatment of community-acquired respiratory tract infections and chronic inflammatory pulmonary conditions? J Antimicrob Chemother 55:10–21.

Arias CA, Mendes RE, Stilwell MG, Jones RN, Murray BE (2012): Unmet Needs and Prospects for Oritavancin in the Management of Vancomycin-Resistant Enterococcal Infections. Clinical Infectious Diseases 54(suppl 3):233–238. DOI:10.1093/cid/cir924.

Baquero F, Coque TM, de la Cruz F (2011): Ecology and evolution as targets: the need for novel eco-evo drugs and strategies to fight antibiotic resistance. Antimicrob Agents Chemother 55:3649–3660.

Blaser M (2011): Stop the killing of beneficial bacteria. Nature 476:393–394.

Boston Business Journal (2012): Cubist: Cubicin revenues grew to $735M in 2011. http://www.bizjournals.com/boston/news/2012/01/09/cubist-cubicin-revenues-grew-to-735m.html, Stand: 08. Juni 2012.

Brinster S, Lamberet G, Staels B, Trieu-Cuot P, Gruss A, Poyart C (2009): Type II fatty acid synthesis is not a suitable antibiotic target for Gram-positive pathogens. Nature 458:83–86.

Brown SA, Palmer KL, Whiteley M (2008): Revisiting the host as a growth medium. Nat Rev Microbiol 6:657–666.

Brook I & Gillmore JD (1993): In-vitro susceptibility and in-vivo efficacy of antimicrobials in the treatment of intraabdominal sepsis in mice. J Antimicrob Chemother 31:393–401.

Bruce J, MacKenzie FM, Cookson B, Mollison J, van der Meer JW, Krcmery V, Gould IM (2009): Antibiotic stewardship and consumption: findings from a pan-European hospital study. ARPAC Steering Group. J Antimicrob Chemother. 64:853–860.

Buffie CG, Jarchum I, Equinda M, Lipuma L, Gobourne A, Viale A, Ubeda C, Xavier J, Pamer EG (2012): Profound alterations of intestinal microbiota following a single dose of clindamycin results in sustained susceptibility to Clostridium difficile-induced colitis. Infect Immun 80:62–73.

BVL – Bundesamt für Verbraucherschutz und Lebensmittelsicherheit, Paul-Ehrlich-Gesellschaft für Chemotherapie und Zentrum Infektiologie der Universitätsklinik Freiburg (Hrsg.) (2011): GERMAP 2010: Antibiotika-Resistenz und -Verbrauch.

Bericht über den Antibiotikaverbrauch und die Verbreitung von Antibiotikaresistenzen in der Human- und Veterinärmedizin in Deutschland. Antiinfectives Intelligence, Rheinbach.

Bundestierärztekammer (2010): Leitlinien für den sorgfältigen Umgang mit antibakteriell wirksamen Tierarzneimitteln. Beilage zum Deutschen Tierärzteblatt 10.

Butler MS & Cooper MA (2011): Antibiotics in the clinical pipeline. J Antibiot 64:413–425.

Bywater RJ, Casewell MW (2000): An assessment of the impact of antibiotic resistance in different bacterial species and of the contribution of animal source to resistance in human infections. J Antimicrob Chemother 46(4):643–645.

Cegelski L, Marshall GR, Eldridge GR, Hultgren SJ (2008): The biology and future prospects of antivirulence therapies. Nat Rev Microbiol. 6:17–27.

Costello EK, Lauber CL, Hamady M, Fierer N, Gordon JI, Knight R (2009): Bacterial community variation in human body habitats across space and time. Science 326(5960):1694–7.

Cuny C, Friedrich A, Kozytska S, Layer F, Nübel U, Ohlsen K, Strommenger B, Walther B, Wieler L, Witte W (2010): Emergence of methicillin-resistant Staphylococcus aureus (MRSA) in different animal species. International Journal of Medical Microbiology 300 (2–3) (Februar):109–117. DOI:10.1016/j.ijmm.2009.11.002.

Dalhoff A, Ambrose PG, Mouton JW (2009): A long journey from minimum inhibitory concentration testing to clinically predictive breakpoints: deterministic and probabilistic approaches in deriving breakpoints. Infection 37:296–305.

Dalhoff A & Shalit I (2003): Immunomodulatory effects of quinolones. Lancet Infect Dis 3:359–371.

Davies J, Spiegelman GB, Yim G (2006): The world of subinhibitory antibiotic concentrations. Curr Opin Microbiol 9:445–453.

de Kraker MEA, Davey PG, Grundmann H, on behalf of the BURDEN study group (2011): Mortality and Hospital Stay Associated with Resistant Staphylococcus aureus and Escherichia coli Bacteremia: Estimating the Burden of Antibiotic Resistance in Europe. PLoS Med 8(10):e1001104. DOI:10.1371/journal.pmed.1001104.

Dubreuil L & Odou MF (2010): Anaerobic bacteria and antibiotics: What kind of unexpected resistance could I find in my laboratory tomorrow? Anaerobe 16:555–559.

EASAC (2005): Infectious diseases – importance of co-ordinated activity in Europe. London: The Royal Society. Verfügbar unter http://www.easac.eu/home/reports-and-statements/detail-view/article/infectious-d.html.

EASAC (2006): Vaccines: innovation and human health. London: The Royal Society. Verfügbar unter http://www.easac.eu/home/reports-and-statements/detail-view/article/vaccines-in.html.

EASAC (2007): Tackling antibacterial resistance in Europe. The Royal Society. Verfügbar unter http://www.easac.eu/home/reports-and-statements/detail-view/article/tackling-ant.html.

ECDC/EMEA (2009): The bacterial challenge: time to react. Joint technical report. Verfügbar unter http://www.ema.europa.eu/docs/en_GB/document_library/Report/2009/11/WC50000877.pdf.

ECDC (2011): Surveillance Report. Antimicrobial resistance surveillance in Europe. Verfügbar unter: http://ecdc.europa.eu/en/publications/Publications/1111_SUR_AMR_data.pdf (abgerufen am: 23. November 2011).

EU-KOM (2011): Mitteilung der Europäischen Kommission an das Europäische Parlament und den Rat: Aktionsplan zur Abwehr der steigenden Gefahr der Antibiotikaresistenz. COM (2011) 748. http://ec.europa.eu/dgs/health_consumer/docs/communication_amr_2011_748_de.pdf (abgerufen am: 28. August 2012).

Fabbretti A, Gualerzi CO, Brandi L (2011): How to cope with the quest for new antibiotics. FEBS Letters 585:1673–1681.

Fajardo A & Martínez JL (2008): Antibiotics as signals that trigger specific bacterial responses. Curr Opin Microbiol 11:161–167.

Fears R, van der Meer J, ter Meulen V (2011): The Changing Burden of Infectious Disease in Europe. Science Translational Medicine 103(3):103cm30.

Fischbach MA & Walsh CT (2009): Antibiotics for emerging pathogens. Science 325:1089–1093.

Gastmeier P, Rellhauer M, Heesemann J, Kern W (2009): Die Antibiotika-Resistenzstrategie: Verbesserung der Aus-, Weiter- und Fortbildung in Krankenhäusern. Klinikarzt 38:562–565.

Ginsburg I (2002): The role of bacteriolysis in the pathophysiology of inflammation, infection and post-infectious sequelae. APMIS 110:753–770.

Griffin MO, Ceballos G, Villarreal FJ (2011): Tetracycline compounds with non-antimicrobial organ protective properties: possible mechanisms of action. Pharmacol Res 63:102–107.

Gullberg E, Cao S, Berg OG, Ilbäck C, Sandegren L, Hughes D, Andersson DI (2011): Selection of resistant bacteria at very low antibiotic concentrations. PLoS Pathog 7:e1002158.

Hacker J & Heesemann J (Hrsg.) (2002): *Molecular Infection Biology: interactions between microorganisms and cells*. Wiley-Spektrum, Hoboken (NJ), Heidelberg.

Hamad B (2010): The antibiotics market. Nature Rev Drug Discov 9:675–676.

Hancock RE & Patrzykat A (2002): Clinical development of cationic antimicrobial peptides: from natural to novel antibiotics. Curr Drug Targets Infect Disord 2:79–83.

Harris SR, Feil EJ, Holden MT, Quail MA, Nickerson EK, Chantratita N, Gardete S, Tavares A, Day N, Lindsay JA, Edgeworth JD, de Lencastre H, Parkhill J, Peacock SJ, Bentley SD (2010): Evolution of MRSA during hospital transmission and intercontinental spread. Science 327(5964):469–474.

Higgins PG, Dammhayn C, Hackel M, Seifert H (2010): Global spread of carbapenem-resistant Acinetobacter baumannii. J Antimicrob Chemother 65:233–238.

Hill D, Rose B, Pajkos A, Robinson M, Bye P, Bell S, Elkins M, Thompson B, Macleod C, Aaron SD, Harbour C (2005): Antibiotic susceptibilities of Pseudomonas aeruginosa isolates derived from patients with cystic fibrosis under aerobic, anaerobic, and biofilm conditions. J Clin Microbiol 43:5085–5090.

Ho J, Tambyah PA, Paterson DL (2010): Multiresistant Gram-negative infections: a global perspective. Curr Opin Infect Dis 23:546–553.

Högberg LD, Heddini A, Cars O (2010): The global need for effective antibiotics: challenges and recent advances. Trends in Pharmacological Sciences, 31(11), 509–515. DOI:10.1016/j.tips.2010.08.002.

IDSA (2004): public policy supplemental article. Combating antimicrobial resistance: policy recommendations to save lives. Clin Infect Dis 52:397–420.

Jakobsson HE, Jernberg C, Andersson AF, Sjölund-Karlsson M, Jansson JK, Engstrand L (2010): Short-term antibiotic treatment has differing long-term impacts on the human throat and gut microbiome. PLoS One 5:e9836.

Jarlier V, Trystram D, Brun-Buisson C, Fournier S, Carbonne A, Marty L, Andremont A, Arlet G, Buu-Hoi A, Carlet J, Decré D, Gottot S, Gutmann L, Joly-Guillou ML, Legrand P, Nicolas-Chanoine MH, Soussy CJ, Wolf M, Lucet JC, Aggoune M, Brücker G, Régnier B (2010): Curbing methicillin-resistant Staphylococcus aureus in 38 French hospitals through a 15-year institutional control program. Arch Intern Med 170:552–559.

Jernberg C, Löfmark S, Edlund C, Jansson JK (2007): Long-term ecological impacts of antibiotic administration on the human intestinal microbiota. ISME J 1:56–66.

Katz ML, Mueller LV, Polyakov M, Weinstock SF (2006): Where have all the antibiotic patents gone? Nat Biotechnol 24:1529–1531.

Kim SK, Sims CL, Wozniak SE, Drude SH, Whitson D, Shaw RW (2009): Antibiotic resistance in bacteria: novel metalloenzyme inhibitors. Chem Biol Drug Des 74:343–348.

Köck R, Becker K, Cookson B, van Gemert-Pijnen JE, Harbarth S, Kluytmans J, Mielke M, Peters G, Skov RL, Struelens MJ, Tacconelli E, Navarro Torné A, Witte W, Friedrich AW (2010): Methicillin-resistant Staphylococcus aureus (MRSA): burden of disease and control challenges in Europe. Euro Surveill 15(41):pii=19688. http://www.eurosurveillance.org/ViewArticle.aspx?ArticleId=19688 (abgerufen am: 28. August 2012).

Kohanski MA, DePristo MA, Collins JJ (2010): Sublethal antibiotic treatment leads to multidrug resistance via radical-induced mutagenesis. Mol Cell 37:311–320.

Kumarasamy KK, Toleman MA, Walsh TR, Bagaria J, Butt F, Balakrishnan R, Chaudhary U, Doumith M, Giske CG, Irfan S, Krishnan P, Kumar AV, Maharjan S, Mushtaq S, Noorie T, Paterson DL, Pearson A, Perry C, Pike R, Rao B, Ray U, Sarma JB, Sharma M, Sheridan E, Thirunarayan MA, Turton J, Upadhyay S, Warner M, Welfare W, Livermore DM, Woodford N (2010): Emergence of a new antibiotic resistance mechanism in India, Pakistan, and the UK: a molecular, biological, and epidemiological study. Lancet Infect Dis 10:597–602.

Lee HH & Collins JJ (2012): Microbial environments confound antibiotic efficacy. Nature Chemical Biology 8:6–9.

Li JWH & Vederas JC (2009): Drug discovery and natural products: end of an era or an endless frontier? Science 32:161–165.

Littman DR & Pamer EG (2011): Role of the commensal microbiota in normal and pathogenic host immune responses. Cell Host Microbe 10:311–323.

Livermore DM (2003): Bacterial resistance: origins, epidemiology, and impact. Clin Infect Dis 36 (Suppl 1):11–23.

Lujan SA, Guogas LM, Ragonese H, Matson SW, Redinbo MR (2007): Disrupting antibiotic resistance propagation by inhibiting the conjugative DNA relaxase. Proc Natl Acad Sci 104:12282–12287.

MacPherson DW, Gushulak BD, Baine WB, Bala S, Gubbins PO, Holtom P, Segarra-Newnham M (2009): Population mobility, globalization and antimicrobial drug resistance. Emerg Infect Dis 15:1727–1732.

Marra A (2011): Antibacterial resistance: is there a way out of the woods? Future Microbiol 6:707–709.

McGannon CM, Fuller CA, Weiss AA (2010): Different classes of antibiotics differentially influence shiga toxin production. Antimicrob Agents Chemother 54:3790–3798.

McGhee GC, Guasco J, Bellomo LM, Blumer-Schuette SE, Shane WW, Irish-Brown A, Sundin GW (2011): Genetic analysis of streptomycin-resistant (Sm(R)) strains of Erwinia amylovor suggests that dissemination of two genotypes is responsible for the current distribution of Sm(R) E. amylovora in Michigan. Phytopathology 101(2):182–191.

Mellmann A, Harmsen D, Cummings CA, Zentz EB, Leopold SR, Rico A, Prior K, Szczepanowski R, Ji Y, Zhang W, McLaughlin SF, Henkhaus JK, Leopold B, Bielaszewska M, Prager R, Brzoska PM, Moore RL, Guenther S, Rothberg JM, Karch H (2011): Prospective genomic characterization of the German enterohemorrhagic Escherichia coli O104:H4 outbreak by rapid next generation sequencing technology. PLoS One 6:e22751.

Mölstad S, Erntell M, Hanberger H, Melander E, Norman C, Skoog G, Lundborg CS, Söderström A, Torell E, Cars O (2008): Sustained reduction of antibiotic use and low bacterial resistance: 10-year follow-up of the Swedish Strama programme. Lancet Infect Dis 8:125–132.

Molinski TF, Dalisay DS, Lievens SL, Saludes JP (2009): Drug development from marine natural products. Nat Rev Drug Discov 8:69–85.

Mukhopadhyay J, Das K, Ismail S, Koppstein D, Jang M, Hudson B, Sarafianos S, Tuske S, Patel J, Jansen R, Irschik H, Arnold E, Ebright RH (2008): The RNA polymerase "switch region" is a target for inhibitors. Cell 135:295–307.

Nathan C, Goldberg FM (2005): Outlook: the profit problem in antibiotic R&D. Nat Rev Drug Discov 4:887–891.

Nordmann P, Poirel L, Walsh TR, Livermore DM (2011): The emerging NDM carbapenemases. Trends Microbiol 19(12):588–595.

Nübel U, Dordel J, Kurt K, Strommenger B, Westh H, Shukla SK, Zemlicková H, Leblois R, Wirth T, Jombart T, Balloux F, Witte W (2010): A timescale for evolution, population expansion, and spatial spread of an emerging clone of methicillin-resistant Staphylococcus aureus. PLoS Pathogens 6(4):e1000855.

Payne DJ, Gwynn MN, Holmes DJ, Pompliano DL (2007): Drugs for bad bugs: confronting the challenges of antibacterial discovery. Nat Rev Drug Discov 6:29–40.

Robert Koch-Institut (2011): Epidemiologisches Bulletin, 13/2011.

Robert Koch-Institut (2012): Epidemiologisches Bulletin, 11/2012.

Rybak MJ (2006): Pharmacodynamics: relation to antimicrobial resistance. Am J Infect Control 34 (5 Suppl 1): 38–45; discussion 64–73.

Sabuncu E, David J, Bernède-Bauduin C, Pépin S, Leroy M, Boëlle PY, Watier L, Guillemot D (2009): Significant reduction of antibiotic use in the community after a nationwide campaign in France, 2002–2007. PLoS Med 2009 Jun 2;6(6):e1000084. Epub 2009 Jun 2.

Schwabe U & Paffrath D (Hrsg.) (2011): Arzneiverordnungs-Report 2011. Springer-Verlag, Berlin, Heidelberg, New York.

Silver LL (2011): Challenges of Antibacterial Discovery. Clinical Microbiology Reviews 24(1):71–109.

Silver LL (2011b): Scientific Obstacles to Discovery of Novel Antibacterials. Background document commissioned by ReAct for the seminar "Collaboration for innovation – The Urgent Need for New Antibiotics", Brüssel, 23. Mai 2011.

So AD, Gupta N, Brahmachari SK, Chopra I, Munos B, Nathan C, Outterson K, Paccaud JP, Payne DJ, Peeling RW, Spigelman M, Weigelt J (2011): Towards new business models for R&D for novel antibiotics. Drug Resistance Updates 14:88–94.

Sriramulu DD, Lünsdorf H, Lam JS, Römling U (2005): Microcolony formation: a novel biofilm model of Pseudomonas aeruginosa for the cystic fibrosis lung. J Med Microbiol 54:667–676.

Stecher B, Denzler R, Maier L, Bernet F, Sanders MJ, Pickard DJ, Barthel M, Westendorf AM, Krogfelt KA, Walker AW, Ackermann M, Dobrindt U, Thomson NR, Hardt WD (2012): Gut inflammation can boost horizontal gene transfer between pathogenic and commensal Enterobacteriaceae. Proc Natl Acad Sci 109:1269–1274.

Stecher B & Hardt WD (2011): Mechanisms controlling pathogen colonization of the gut. Curr Opin Microbiol 14:82–91.

Trautmann M, Scheibe C, Wellinghausen N, Holst O, Lepper PM (2010): Low endotoxin release from Escherichia coli and Bacteroides fragilis during exposure to moxifloxacin. Chemotherapy 56:364–370.

Turnidge J & Paterson DL (2007): Setting and revising antibacterial susceptibility breakpoints. Clin Microbiol Rev 20:391–408.

van de Sande-Bruinsma N, Grundmann H, Verloo D, Tiemersma E, Monen J, Goossens H, Ferech M (2008): Antimicrobial drug use and resistance in Europe; European Antimicrobial Resistance Surveillance System Group; European Surveillance of Antimicrobial Consumption Project Group. Emerg Infect Dis 14:1722–1730.

van Loo I, Huijsdens X, Tiemersma E, de Neeling A, Sande-Bruinsma N van de, Beaujean D, Voss A, Kluytmans J (2007): Emergence of methicillin-resistant Staphylococcus aureus of animal origin in humans. Emerg Infect Dis 13(12):1834–1839.

Vianna RC, Gomes RN, Bozza FA, Amâncio RT, Bozza PT, David CM, Castro-Faria-Neto HC (2004): Antibiotic treatment in a murine model of sepsis: impact on cytokines and endotoxin release. Shock 21:115–120.

Voss A, Loeffen F, Bakker J, Klaassen C, Wulf M (2005): Methicillin-resistant Staphylococcus aureus in pig farming. Emerg Infect Dis 11(12):1965–1966.

Weighardt H & Holzmann B (2007): Role of Toll-like receptor responses for sepsis pathogenesis. Immunobiology 212:715–722.

Wenzel SC & Müller R (2009): The biosynthetic potential of myxobacteria and their impact on drug discovery. Current Opinion in Drug Discovery & Development 12(2):220–230.

White AR (2011): Effective antibacterials: at what cost? The economics of antibacterial resistance and its control. Journal of Antimicrobial Chemotherapy. DOI:10.1019/jac/dkr260.

WHO (2011): WHO Report 2011 Global tuberculosis control. http://whqlibdoc.who.int/publications/2011/9789241564380_eng.pdf.

Wilke MH (2010): Multiresistant bacteria and current therapy – the economical side of the story. Eur J Med Res 15:571–576.

Witte W & Cuny C (2011): Emergence and spread of cfr-mediated multiresistance in staphylococci: an interdisciplinary challenge. Future Microbiol 6:925–931.

Wulf M & Voss A (2008): MRSA in livestock animals – an epidemic waiting to happen? Clin Microbiol Infect 14(6):519–521.

Zilberberg MD & Shorr AF (2010): Understanding cost-effectiveness. Clinical Microbiology and Infection 16:1707–1712.

10 Methoden

10.1 Mitwirkende in der Arbeitsgruppe

Leitung der Arbeitsgruppe

Prof. Dr. Ansgar W. Lohse, Universitätsklinikum Hamburg-Eppendorf, Mitglied der Akademie der Wissenschaften in Hamburg, Sprecher der Arbeitsgruppe „Infektionsforschung und Gesellschaft" der Akademie der Wissenschaften in Hamburg

Prof. Dr. Jörg Hacker, Präsident der Nationalen Akademie der Wissenschaften Leopoldina, Halle (Saale)/Berlin

Mitwirkende in der Arbeitsgruppe

Prof. Dr. Bernhard Fleischer, Mitglied der Akademie der Wissenschaften in Hamburg, Mitglied der Leopoldina, Vorstandsmitglied des Bernhard-Nocht-Instituts für Tropenmedizin, Hamburg, Direktor des Instituts für Immunologie, Universitätsklinikum Hamburg-Eppendorf

Prof. Dr. Michael Hecker, Mitglied der Akademie der Wissenschaften in Hamburg, Mitglied der Leopoldina, Institut für Mikrobiologie, Ernst-Moritz-Arndt-Universität Greifswald

Prof. Dr. Jürgen Heesemann, Mitglied der Leopoldina, Max von Pettenkofer-Institut für Hygiene und Medizinische Mikrobiologie, Ludwig-Maximilians-Universität München

Prof. Dr. Dirk Heinz, Korrespondierendes Mitglied der Akademie der Wissenschaften in Hamburg, Wissenschaftlicher Geschäftsführer, Helmholtz-Zentrum für Infektionsforschung Braunschweig

Prof. Dr. Hans-Georg Kräusslich, Mitglied der Leopoldina, Department für Infektiologie, Virologie, Universitätsklinikum Heidelberg

Prof. Dr. Chris Meier, Mitglied der Akademie der Wissenschaften in Hamburg, Institut für Chemie, Universität Hamburg

Prof. Dr. Thomas C. Mettenleiter, Mitglied der Akademie der Wissenschaften in Hamburg, Mitglied der Leopoldina, Friedrich-Loeffler-Institut, Greifswald – Insel Riems

Prof. Dr. Heimo Reinitzer, Präsident der Akademie der Wissenschaften in Hamburg

Prof. Dr. Werner Solbach, Mitglied der Akademie der Wissenschaften in Hamburg, Institut für Medizinische Mikrobiologie und Hygiene, Universitätsklinikum Schleswig-Holstein, Lübeck

Prof. Dr. Norbert Suttorp, Mitglied der Leopoldina, Medizinische Klinik mit Schwerpunkt Infektiologie und Pneumologie, Charité Universitätsmedizin, Berlin

Prof. Dr. Peter Zabel, Mitglied der Akademie der Wissenschaften in Hamburg, Ärztlicher Direktor der Medizinischen Klinik Borstel, Forschungszentrum Borstel

Wissenschaftliche Referenten der Arbeitsgruppe
Dr. Kathrin Happe, Nationale Akademie der Wissenschaften Leopoldina
PD. Dr. Knut Ohlsen, Julius-Maximilians-Universität Würzburg

10.2 Gutachter

Die vorliegende Stellungnahme wurde von fünf unabhängigen Wissenschaftlern begutachtet. Folgende Personen haben den Text begutachtet:

Prof. Dr. Werner Goebel, Mitglied der Leopoldina, Senior Professor, Max von Pettenkofer-Institut für Hygiene und Medizinische Mikrobiologie, Ludwig-Maximilians-Universität München

Prof. Dr. Martin Mielke, Abteilung für Infektionskrankheiten, Robert Koch-Institut, Berlin

Prof. Dr. Ernst Th. Rietschel, Mitglied der Leopoldina, ehemaliger Präsident der Leibniz-Gemeinschaft

Prof. Dr. Jos van der Meer, Leiter der Abteilung für Allgemeine Innere Medizin am Medizinischen Zentrum der Radboud Universität Nijmegen, Vize-Präsident von EASAC

Prof. Dr. Rainer Weber, Klinik für Infektionskrankheiten und Spitalhygiene, Universitätsspital Zürich

Die Akademien danken den Gutachtern für ihre vielen Verbesserungsvorschläge, die von der Arbeitsgruppe diskutiert und soweit möglich aufgenommen wurden. Ebenso sei den Teilnehmern des Workshops „Warum brauchen wir neue Antibiotika (und bekommen keine)?" gedankt, die die Stellungnahme mit ihren Kommentaren und Hinweisen begleitet haben und Material zur Verfügung gestellt haben.

10.3 Vorgehensweise

Am 25. und 26. Februar 2011 fand ein Workshop zum Thema „Warum brauchen wir neue Antibiotika (und bekommen keine)?" an der Universität zu Lübeck statt. Die Arbeitsgruppe „Infektionsforschung und Gesellschaft" der Akademie der Wissenschaften in Hamburg und Experten der Nationalen Akademie der Wissenschaften Leopoldina führten im Anschluss daran Ergebnisse des Workshops in dieser Stellungnahme zusammen. Der Vorstand der Akademie der Wissenschaften in Hamburg hat in Abstimmung mit der Leopoldina am 29. Juni 2012 fünf unabhängige Wissenschaftler mit der Begutachtung des Textes beauftragt. Die ergänzte Fassung der Stellungnahme wurde am 17.08.2012 von der Arbeitsgruppe

„Infektionsforschung und Gesellschaft" und am 24.09.2012 vom Vorstand der Akademie der Wissenschaften in Hamburg sowie am 12.09.2012 vom Präsidium der Leopoldina verabschiedet.

11 Anhang

11.1 Antibiotika-Klassen und ihre wichtigsten Vertreter

Klasse	Untergruppe	Wichtigste zugelassene Antibiotika
Beta-Lactam-Antibiotika	Penicilline	Penicillin G, Flucloxacillin, Ampicillin, Amoxicillin
	Cephalosporine	Cefazolin, Cefalexin, Cefotiam, Cefuroxin, Cefotaxim, Ceftriaxon, Ceftazidim, Cefepim, Cefpodoxin, Ceftiofur (V)
	Carbapeneme	Imipenem, Meropenem, Ertapenem
	Monobactame	Aztreonam
	Betalactamase-Inhibitoren	Clavulansäure, Sulbactam, Tazobactam
Gyrase-Hemmer	Chinolone	Nalidixinsäure
	Fluorchinolone	Ciprofloxacin, Ofloxacin, Levofloxacin, Moxifloxacin
Aminoglykoside		Streptomycin, Kanamycin, Gentamicin, Netilmicin, Amikacin
Tetracycline		Oxytertacyclin, Minocyclin, Doxycyclin
Phenicole		Chloramphenicol, Florphenicol (V)
Makrolide		Erythromycin, Azithromycin, Clarithromycin, Tylosin (V), Fidaxomicin
Lincosamidine		Clindamycin
Streptogramine		Quinupristinc und Dalfopristin als Kombination
Pleuromutiline		Retapamulin, Tiamulin (V)
Glykopeptide		Vancomycin, Teicoplanin
Oxazolidinone		Linezolid
Lipopeptide		Daptomycin
Zyklische Peptide		Colistin
Glycylcycline		Tigezyclin
Sulfonamide		Sulfamethoxazol

Diaminopyrimidine (Folsäure-Antagonisten)	Trimethoprim, ausschließlich in Kombination mit Sulfamethoxazol
Nitroimidazole	Metronidazol
Nitrofurane	Nitrofurantoin

Anmerkung: V = zugelassen in der Veterinärmedizin

11.2 Von EASAC empfohlene Optionen für die Anregung von Innovationen

Legislative Organe (Europäische Kommission und Mitgliedsstaaten):
- Zusätzlicher Schutz von geistigem Eigentum, z. B. durch Patentverlängerungen oder Marktexklusivität
- Steueranreize zur Förderung von Forschung und Entwicklung
- Gewährung eines garantierten Marktes
- Finanzielle Beteiligung der öffentlichen Hand an Phase-I- bis Phase-III-Studien, eventuell als „Public-Private Partnership" oder als erfolgsabhängiges Darlehen
- Begrenzung der Haftungsrisiken für die Hersteller
- Spezifische Unterstützung kleiner und mittlerer Unternehmen
- Einrichtung und Ermächtigung eines unabhängigen Gremiums zur Identifikation von Forschungsschwerpunkten und zur Setzung von Anreizen

Regulatorische Stellen (Europäische Arzneimittelbehörde):
- Aktualisierung der Richtlinien und Förderung neuer Studiendesigns (z. B. Verwendung von Surrogatstandards, alternative statistische Analysen)
- Verbesserte Harmonisierung und Vereinfachung der regulatorischen Anforderungen
- Förderung der Verwendung neuartiger Tiermodelle und von in vitro-Technologien zur Verringerung der Anzahl von klinischen Wirksamkeitsstudien für zusätzliche Indikationen
- Zugang zu beschleunigten Begutachtungsverfahren und, bei hohem medizinischem Bedarf, eingeschränkte Zulassung bereits bei positiven Ergebnissen aus Phase-II-Studien
- Herstellung und Verbesserung einer vertrauensvollen Partnerschaft zwischen Zulassungsbehörden, Entwicklern und Herstellern

Fördereinrichtungen in der Europäischen Union und in den Mitgliedsländern:
- Stimulierung der Grundlagenforschung an Modellorganismen zur Untersuchung neuer Targets und der Pathogenitätsmechanismen
- Förderung translationaler Forschung und klinischer Studien
- Ausbau der Forschungsförderung, insbesondere in Schlüsselbereichen der Forschung und Entwicklung zu Resistenzen und ihrer Diagnose
- Fördermaßnahmen zur Kooperation zwischen akademischer Forschung und forschender und entwickelnder Industrie
- Forschungsprogramme zur Untersuchung der gesundheitlichen, ökonomischen und gesellschaftlichen Risiken durch Antibiotika-Resistenzen

Quelle: EASAC (2007).

11.3 Programm des Workshops „Warum brauchen wir neue Antibiotika (und bekommen keine)?"

Ort: Institut für Medizingeschichte und Wissenschaftsforschung der Universität zu Lübeck
Datum: 25. und 26. Februar 2011

Freitag, 25. Februar 2011

15 Uhr	Prof. Dr. Witte (Robert Koch-Institut)
	Resistenzentwicklung in Deutschland und im Ausland: Zahlen, Trends und Mortalität
15.30 Uhr	Prof. Dr. Hacker (Leopoldina)
	Biologische und evolutionäre Gründe für weitere Resistenzentwicklungen
16 Uhr	Prof. Dr. Linder (Techniker Krankenkasse)
	Kosten für Antibiotika-resistente Infektionen
16.30 Uhr	Pause
17 Uhr	Prof. Dr. Rübsamen-Schaeff (AiCuris)
	Wirtschaftliche Überlegungen I: Ist Antibiotikaentwicklung zu teuer?
17.30 Uhr	Prof. Dr. Hamann (Sanofi-Aventis)
	Wirtschaftliche Überlegungen II: Warum haben die meisten Pharmafirmen Antibiotikaentwicklung gestoppt/nicht im Portfolio?
18 Uhr	Prof. Dr. Löwer (BfArm)
	Hindernisse und mögliche Lösungen im Zulassungsverfahren
18.30 Uhr	Dr. Kopp (PT Gesundheitsforschung des BMBF)
	Bisherige Strategien und mögliche Ansätze des BMBF zur Unterstützung der Antibiotikatherapie
19 Uhr	Prof. Dr. Dr. Heesemann (Max von Pettenkofer-Institut)
	„Yersinia Betalaktamasen: Zahnlose Tiger unter Betalaktam-Antibiotikatherapie"

Samstag, 26. Februar 2011

9 Uhr	Prof. Dr. Müller (HZI)
	Wirkstoffsuche; lead development
9.30 Uhr	Prof. Dr. Hecker (Universität Greifswald) / Prof. Dr. Sahl
	(Universität Bonn)
	Woher könnten neue antibiotische Therapieansätze und
	Substanzen kommen?
10 Uhr	Pause
10.30 Uhr	Gemeinsame Diskussion
	Diskutanten: alle Referenten und Dr. Greve,
	Prof. Dr. Dr. Hilgenfeld, A. Meusch
13 Uhr	Abschluss

www.ingramcontent.com/pod-product-compliance
Lightning Source LLC
Chambersburg PA
CBHW080401030426
42334CB00024B/2952